Deutsche Gesellschaft für Geschichte der Pharmazie e. V.

VERÖFFENTLICHUNGEN ZUR PHARMAZIEGESCHICHTE

Herausgegeben von
CHRISTOPH FRIEDRICH und
WOLF-DIETER MÜLLER-JAHNCKE

Band 5

WISSENSCHAFTLICHE VERLAGSGESELLSCHAFT MBH
STUTTGART

2005

Preußen und die Pharmazie

Die Vorträge der Pharmaziehistorischen Biennale
in Potsdam vom 23. bis 25. April 2004

Herausgegeben von

CHRISTOPH FRIEDRICH

und

WOLF-DIETER MÜLLER-JAHNCKE

WISSENSCHAFTLICHE VERLAGSGESELLSCHAFT MBH
STUTTGART

2005

Bibliografische Information Der Deutschen Bibliothek

Die Deutsche Bibliothek verzeichnet diese Publikation in der Deutschen Nationalbibliografie; detaillierte bibliografische Daten sind im Internet über *http://dnb.ddb.de* abrufbar.

ISBN-10: 3-8047-2308-X
ISBN-13: 978-3-8047-2308-5

Jede Verwertung des Werkes außerhalb der Grenzen des Urheberrechtsgesetzes ist unzulässig und strafbar. Dies gilt insbesondere für Übersetzungen, Nachdruck, Mikroverfilmung oder vergleichbare Verfahren sowie für die Speicherung in Datenverarbeitungsanlagen.
© 2005 Wissenschaftliche Verlagsgesellschaft mbH, Stuttgart
Satz und Herstellung: Julian Paulus, Wiesloch
Druck: TZ Verlag & Print, Roßdorf

INHALTSVERZEICHNIS

Vorwort der Herausgeber 7

Wolf-Dieter Müller-Jahncke und Thomas Anselmino
»Hie sucht Preußen zu genesen«. Medizinalpolitik und
Apothekenreform unter Herzog Albrecht von Preußen
1490–1568 9

Karl-Heinz Beyer
Zur Entwicklung der Pharmazie an der Universität
Königsberg 21

Christoph Friedrich, Marburg
Die pharmazeutische Ausbildung in Preußen 35

Günter Bergmann, Wallgau
Von den ›Brandenburg-Preußischen Dispensatorien‹
zur ›Pharmacopoea Borussica‹ 53

Peter Hartwig Graepel, Gladenbach
Apotheker Johann Wächter und der Beginn der Industrialisierung in Tilsit 69

Gerhard Alcer, Berlin
Zur Vorgeschichte der Berlin-Chemie AG 85

Frank Leimkugel, Mülheim
»Den Juden das Apothekergeschäft zu überlassen, wurde
nicht für rathsam gehalten« – Preußen und seine jüdischen
Apotheker 105

Ansgar Schockmann, Berlin
 Der preußische Apothekerrat und die Apothekenbetriebsordnung von 1902   115

Personenregister   131

Anschriften der Autoren   137

VORWORT DER HERAUSGEBER

Die Deutsche Gesellschaft für Geschichte der Pharmazie veranstaltete 2004 ihre pharmaziehistorische Biennale in der brandenburgischen Hauptstadt Potsdam. Die besondere Rolle die Preußen in der deutschen Geschichte, aber auch in der Geschichte der Pharmazie spielt, veranlasste den Vorstand der Gesellschaft ›Preußen und die Pharmazie‹ in den Mittelpunkt der Tagung zu stellen. Insbesondere auch unter dem Gesichtspunkt, dass im Vergleich zu manchen anderen Territorien Brandenburg-Preußen zu den relativ gut erforschten Staaten im Hinblick auf die Entwicklung des Arzneimittel- und Apothekenwesens zählt, bot die Tagung interessante Einsichten in die unterschiedlichsten Kapitel der Pharmaziegeschichtsschreibung.

Wolf-Dieter Müller-Jahncke machte die Teilnehmer mit einer ersten Apothekerreform unter Herzog Albrecht von Preußen (1490–1568) bekannt. Albrecht von Preußen war zugleich auch der Gründer der Universität Königsberg, deren Geschichte Karl-Heinz Beyer in seinem Vortrag behandelte, wobei er vor allem auf die Entwicklung des Faches Pharmazie einging. Christoph Friedrich gab einen Überblick über die Entwicklung der pharmazeutischen Ausbildung von der Einführung der ›Apotheker erster und zweiter Klasse‹ im Jahre 1725 bis zum reichseinheitlichen dreisemestrigen Studium, das 1875 verordnet wurde. Die Bedeutung der brandenburgisch-preußischen Dispensatorien sowie der ›Pharmacopoea Borussica‹ reichte zum Teil weit über Preußen hinaus, weshalb die Entstehung dieser Arzneibücher von Günter Bergmann behandelt wurde. Während sich Christoph Schümann mit der durch Apotheker beförderten frühen Industrialisierung in Preußen befasste, stellten Peter Hartwig Graepel und Gerhard Alcer mit dem Leben und Wirken des Tilsiter Apothekers und Unternehmers Johann Wächter (1786–1853) bzw. der Vorgeschichte und Entwicklung der Berlin-Chemie AG spezielle Aspekte der preußischen Industriegeschichte in den Mittelpunkt. Manfred Stürzbecher widmete sich den Mitgliedern der Hofapothekenkommission, wobei er vor allem die Apotheker berücksichtigte. Ansgar Schockmann sprach über die Mitwirkung des Apothekerrats, dessen Tätigkeit bisher der Pharmaziegeschichte kaum bekannt war, an der Erarbeitung der Apothekenbetriebsordnung von 1902. Frank Leimkugel behandelte schließlich die besondere Stellung der jüdischen Apotheker in Deutschland vor 1933. Die Herausgeber bedauern, dass zwei Beiträge nicht fertig gestellt werden konnten, so dass der vorliegende Band nicht alle Vorträge enthält.

Auch auf der Potsdamer Biennale zeigten Mitglieder des Doktorandenforums wiederum informative und viel beachtete Poster, in denen sie ihr Dissertationsthemen vorstellten.

Die Herausgeber danken besonders Dr. Tanja Pommerening, aber auch Dr. Daniela Schierhorn, Melanie Öhlenbach, Oliver Römer und Johanna Klapper für die Unterstützung bei den redaktionellen Arbeiten sowie Herrn Julian Paulus für die professionelle Satzgestaltung.

Wolf-Dieter Müller-Jahncke   Christoph Friedrich

Wolf-Dieter Müller-Jahncke, Heidelberg
Thomas Anselmino, Hennef

»HIE SUCHT PREUSSEN ZU GENESEN«.
MEDIZINALPOLITIK UND APOTHEKENREFORM UNTER
HERZOG ALBRECHT VON PREUSSEN 1490–1568

Nach der Schlacht von Tannenberg oder Grunwald, wie sie in Polen genannt wird, im Jahre 1410 und aufgrund des so genannten ›Dreizehnjährigen Krieges‹ von 1454 bis 1466 war der Einfluss des Deutschen Ordens in Polen zurückgegangen. Danzig wurde eine unabhängige Stadt, die vornehmlich von deutschen, holländischen und flämischen Kaufleuten besiedelt war und den polnischen König als ihren offiziellen Herrscher anerkannte. Weitere Ländereien des Deutschen Ordens unterstellten sich als »Preußen königlichen Anteils« dem polnischen Königtum. Dem Orden selbst verblieb nur das östliche Gebiet, das später als Herzogtum Preußen oder Ostpreußen bekannt wurde, mit Königsberg als neuer Hauptstadt. Auch wenn der politische Einfluss des Deutschen Ordens geschmälert worden war, blieb doch seine Strahlkraft auf die baltischen Länder beziehungsweise Polen erhalten.[1]

Unter allen Hochmeistern des Deutschen Ordens ragt Herzog Albrecht von Preußen heraus, der letzte Träger dieses Amtes. Albrecht wurde 1490 in Ansbach als Sohn des Markgrafen Friedrich V. von Brandenburg-Ansbach und dessen Frau Sophia, einer Tochter des polnischen Königs Kasimir IV., geboren. Er gehörte der fränkischen Linie der Hohenzollern an und blieb seiner Heimat, vor allem Nürnberg, stets eng verbunden. Bereits in seiner Jugend wurde Albrecht für den geistlichen Stand bestimmt und gelangte, nachdem er 1501 die niederen Weihen erhalten hatte, 1506 als Domherr an den Hof des Kölner Kurfürsten Hermann von Wied. Nach mehreren Stationen als Domherr wurde Albrecht 1510 zum Hochmeister des Deutschen Ordens gewählt (Abb. 1) und kam im Herbst 1512 nach Königsberg. Hier

---

1 S. dazu Gerhard Köbler: Historisches Lexikon der deutschen Länder. Die deutschen Territorien und reichsunmittelbaren Geschlechter vom Mittelalter bis zur Gegenwart. 6. Aufl. Darmstadt 1999.

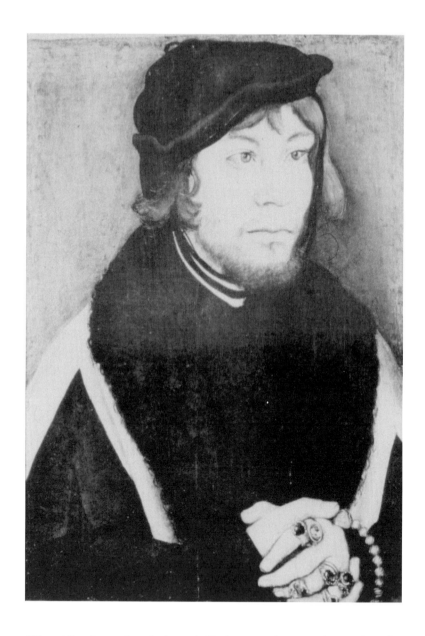

Abb. 1: Albrecht von Brandenburg als Hochmeister des Deutschen Ordens. Ölgemälde von Lucas Cranach d. Ä. 1511/12.

entwickelte er eine beachtliche politische Aktivität und versuchte die im zweiten Thorner Frieden von 1466 an Polen verlorenen Westteile des Ordensstaates zurückzugewinnen. Im so genannten ›Reiterkrieg‹ von 1520 bis 1521 wurden weite Teile des Ordenslandes verwüstet, und erst ein von Kaiser Maximilian I. vermittelter Waffenstillstand führte zur Beruhigung der Lage. Unter dem Einfluss von Andreas Osiander (1498–1552) in Nürnberg und auf Rat Martin Luthers, den er in Wittenberg persönlich kennen gelernt hatte, trat Albrecht 1525 zur protestantischen Seite über. Er legte den Ordensmantel nieder und unterwarf sich in Krakau der polnischen Lehnshoheit (Abb. 2). So wurde sein Staat in ein weltliches Herzogtum umgewandelt, das zwar der polnischen Krone unterstand, im Inneren jedoch autonom blieb. Diese Wende Albrechts brachte einen erheblichen Machtzuwachs für das Haus Hohenzollern mit sich, das neben seinen angestammten schwäbischen und fränkischen Besitzungen 1417 das Kurfürstentum Brandenburg als Lehen erhalten hatte. Der Deutsche Orden verlor mit einem Federstreich sein Oberhaupt, einen Ordenszweig und seinen wichtigsten Territorialbesitz, da sich die meisten Ordensritter Albrecht anschlossen und auch die Bischöfe von Samland und Pomesanien ihre Bistümer säkularisierten.[2]

Der Schriftsteller John Banville charakterisierte Herzog Albrecht wie folgt:

> »Großmeister Albrecht war ein kleiner, wendiger, reptilienhafter Mann mit hagerem, dunklem Gesicht und spitzen Ohren, die flach am Schädel anlagen. Sein schweres, gestepptes Wams und die engen Kniehosen ließen ihn wie eine wohl genährte Eidechse aussehen. Ein Goldmedaillon mit den Insignien des Ordens hing an schwerer Kette vor seiner Brust [Es hieß, er sei impotent]. Er lächelte kurz und entblößte dabei seine langen, gelben Zähne.«[3]

Diese unvorteilhafte Beschreibung eines Schriftstellers des späten 20. Jahrhunderts kann noch zugespitzt werden, da Albrecht tatsächlich schielte, und zwar so sehr, dass selbst die besten Porträtmaler wie Lucas Cranach der Ältere es nicht wagen konnten, die Augenfehlstellung zu korrigieren (Abb. 3). 1526 heiratete Albrecht Prinzessin Dorothea, die Schwester des dänischen Königs Christian III. Diese

---

2 Vgl. Thomas Anselmino: Medizin und Pharmazie am Hofe Albrechts von Preußen (1490–1568). Heidelberg 2003 (Studien und Quellen zur Kulturgeschichte der Frühen Neuzeit, 3). S. 9.
3 John Banville: Doktor Kopernikus. Frankfurt/Main 1999. S. 177f.

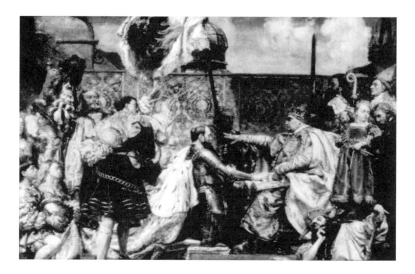

Abb. 2: Albrecht von Brandenburg leistet in Krakau den Lehnseid. Ölgemälde von Jan Matejko 1882. Frdl. Überlassung durch das Muzeum Farmacij, Kraków.

Ehe endete 1547 mit dem Tode Dorotheas, ohne dass ihr ein Erbe entsprungen wäre. Nur eine Tochter, Anna Sophia, spätere Herzogin von Mecklenburg, blieb am Leben. In zweiter Ehe heiratete Albrecht Anna Maria von Braunschweig-Lüneburg; aus dieser Ehe ging der Sohn Albrecht Friedrich hervor, der jedoch schwachsinnig war und als »blöder Herr« bezeichnet wurde.[4]

Wie viele seiner Standesgenossen war auch Herzog Albrecht an medizinisch-naturkundlichen Themen interessiert, wie es sein Briefwechsel mit führenden Gelehrten seiner Zeit unter Beweis stellt, unter ihnen der brandenburgische Hofastrologe Johann Carion (1499–1537)[5], der berühmte Tübinger Botaniker Leonhart Fuchs (1501–1566)[6], der

---

4 Zu Herzog Albrecht Friedrich s. H. C. Erik Midelforth: Mad Princes of Renaissance Germany. Virginia 1994.
5 Zu Carion s. Reiner Reisinger: Historische Horoskopie. Das iudicium magnum des Johannes Carion für Albrecht Dürers Patenkind. Wiesbaden 1997 (Gratia. Bamberger Schriften zur Renaissanceforschung, 32).
6 Zu Fuchs s. Brigitte Baumann / Helmut Baumann / Susanne Baumann-Schleihauf: Die Kräuterbuchhandschrift des Leonhart Fuchs. Stuttgart 2001.

Albrecht einige Werke dedizierte, sowie der Nürnberger Arzt Johann Magenbuch (um 1500–1546)[7] und der Marburger Mathematik- und Medizinprofessor Burkhart Mithobius (1501–1564). Nach der Gründung der Königsberger Universität im Jahre 1544 suchte Albrecht gezielt ausgezeichnete Mediziner, um in dem verwüsteten Land ein leistungsfähiges Gesundheitswesen aufbauen zu können.

Nach seinem ersten Leibarzt Laurentius Wilde (gest. 1534), der bis 1531 in Königsberg wirkte, konnte Albrecht Basilius Axt (1486–1558) aus Wittenberg gewinnen. Axt hatte zunächst den Apothekerberuf erlernt und bei dem Apotheker und Hofmaler Lucas Cranach (um 1473–1553) gearbeitet, wie Martin Luther in seinem Empfehlungsschreiben an den Königsberger Theologen Johannes Briesmann von 1531 bemerkte.[8] Vermutlich hatte Axt um 1500 mit 14 Jahren eine Apothekerlehre aufgenommen und zwischen 1506 und 1520 in der Cranachschen Apotheke in Wittenberg als Apothekergeselle gearbeitet. Am 21. Mai 1520 immatrikulierte er sich an der Leucorea und erlangte 1524 wohl das medizinische Lizentiat. Um Axt eine Anstellung zu verschaffen, empfahl ihn Melanchthon dem Nürnberger Ratsmitglied Hieronymus Baumgärtner (1498–1566) als Nachfolger des weggezogenen Stadtarztes Johannes Magenbuch. Axt, den Melanchthon als »Basilius myropola Wittenbergensis«, also als Apotheker, bezeichnete, konnte die Stelle in Nürnberg jedoch nicht erlangen, so dass sich schließlich Martin Luther selbst für eine Anstellung in Zwickau, später in Torgau einsetzte. Doch in Torgau, wo er als Stadtarzt arbeitete, gelang es Axt nicht, Fuß zu fassen, und Luther musste den Rat 1529 ermahnen, ihm eine Amtswohnung zur Verfügung zu stellen. In der Zwischenzeit war Axt 1527 in Wittenberg zum Doktor der Medizin promoviert worden; einer Rückkehr an die Universität stand jedoch seine frühere Tätigkeit bei Lucas Cranach entgegen, da man befürchten musste, dass Axt als Professor der Medizin die Apotheke seines ehemaligen Lehrherrn zu visitieren habe. So war es eine geschickte Wendung, dass Albrecht ihn als Leibarzt in Königsberg einstellte. Luther empfahl ihn: »Commendo tibi hunc novum in Prussia virum, Doctorem Basilium cum uxore, quos tibi notos esse arbitror«. Noch 1536 ließ Luther in einem Brief herzliche Grüße an Axt ausrichten,

---

7   Peter Assion / Joachim Telle: Der Nürnberger Stadtarzt Johannes Magenbuch. In: Sudhoffs Archiv 56 (1972), 353–421.
8   Anselmino [wie Anm. 2], 29.

der das Amt als Leibarzt Albrechts von Preußen bis zu seinem Tode im Jahre 1558 ausübte.[9]

Bekanntlich war Lucas Cranach seit 1505 am Wittenberger Hof Kurfürst Friedrichs III. von Sachsen als Hofmaler tätig und hatte um 1512 Barbara, die Tochter von Jobst Brengebier, Bürgermeister von Gotha, geheiratet; eine Ehe, die seinen sozialen Aufstieg fraglos beförderte[10]. Dadurch war es ihm möglich, mehrere Häuser zu erwerben; unter anderem 1518 auch die Apotheke von Martin Pollich von Mellerstadt (um 1450–1513), Medizinprofessor und Rektor der 1502 gegründeten Universität, Stadtarzt und Besitzer der einzigen Apotheke in Wittenberg[11]. 1520 verlieh Friedrich III. Cranach das Apothekenprivileg, das auch das Recht zum Ausschank von Süßwein beinhaltete (Abb. 4). Da Wittenberg seit dem Thesenanschlag Luthers von 1517 als »Rom des Nordens« auch wirtschaftlich aufblühte, wird Cranachs Apotheke, die er für 2.000 Rheinische Gulden von Valentin Pollich von Mellerstadt erworben hatte[12], floriert haben.

Herzog Albrecht pflegte zu Lucas Cranach seit längerer Zeit ein gutes Verhältnis, das die beiden Bildnisse, die Cranach vom Herzog 1511/12 und 1528 schuf, unter Beweis stellen. Späterhin lieferte der Maler-Apotheker aus Wittenberg Medikamente an den preußischen Herzog, wie es ein eigenhändiger Brief Cranachs an Albrecht aus dem Jahre 1529 zeigt, in dem er auf die Bezahlung ausstehender Rechnungen drängt. Er schreibt, sich schon oftmals in Briefen an Albrecht gewandt zu haben und bittet darum, dass ihm der Herzog das »hinderstetig gelt vorschafen« werde. Dies scheint nicht der einzige Mahnbrief gewesen zu sein, denn Cranach erwähnt, dass er bereits bei einer Zusammenkunft auf dem Ostermarkt in Leipzig einem »Hein-

---

9   Vgl. Hans-Joachim Poeckern: Die Pharmazie in Wittenberg zur Reformationszeit. In: Medizin und Naturwissenschaften in der Wittenberger Reformationsära. Hrsg. von Wolfram Kaiser u. Arina Völker. Halle 1982 (Wissenschaftliche Beiträge der Martin-Luther Universität Halle-Wittenberg 83/7 (T 45), S. 185–187.
10 Jutta Strehle: Lucas Cranach d. Ä. in Wittenberg. Wittenberg 2001. S. 16.
11 Monika Lücke: Die Wittenberger Archivalien zum Leben und Wirken von Lucas Cranach d. Ä. In: Lucas Cranach d. Ä. und die Cranachhöfe in Wittenberg. Halle/Saale 1998. S. 12.
12 Strehle [wie Anm. 10], 33 u. Gerhard Mohr: Lucas Cranach der Ältere als Apothekenbesitzer. In: Pharmazeutische Zeitung 48 (1972), 1868–1870.

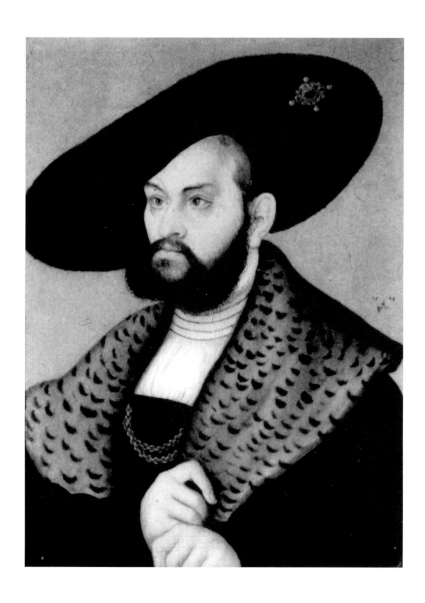

Abb. 3: Albrecht von Preußen. Ölgemälde von Lucas Cranach d. Ä. 1528.

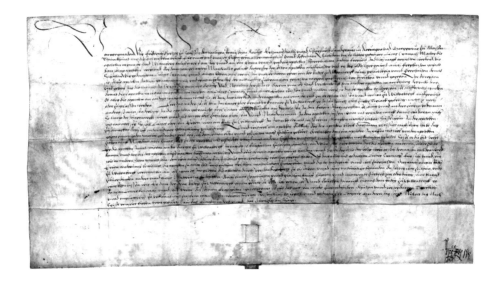

Abb. 4: Apothekenprivileg für Lucas Cranach d. Ä. Stiftung Luthergedenkstätten in Sachsen-Anhalt, Lutherhalle Wittenberg.

rich apateker«, vermutlich Apotheker Heinrich von Gersheim oder Gerschen, einen Brief nach Königsberg mitgegeben habe.[13]

Auch der erste Ordinarius für Medizin an der Königsberger Universität Johannes Brettschneider, latinisiert Placotomus (1514–1576/77) hatte zunächst den Apothekerberuf ergriffen, ehe er in Wittenberg Medizin studierte und dort im Jahre 1543 zum Doktor der Medizin promovierte. Schon bald nach seiner Ankunft in Wittenberg im Jahre 1544 geriet Brettschneider in einen erbitterten theologischen Streit mit Andreas Osiander, der die Reformation in Preußen im Sinne Philipp Melanchthons und Martin Luthers durchzuführen suchte. Schließlich wurde Brettschneider 1550 aus Königsberg ausgewiesen; er fand 1552 in Danzig eine Anstellung als Stadtapotheker und Leiter der Ratsapotheke.[14]

In diesen Streit war auch Andreas Goldschmidt oder Aurifaber (um 1514–1559) verwickelt, der zunächst Philosophie und Theologie an der Universität Wittenberg studiert und 1539 oder 1540 die Tochter des Buchdruckers Hans Luft geheiratet hatte. 1542 gewährte Albrecht Aurifaber ein Stipendium für das Medizinstudium, das dieser in Wittenberg oder Leipzig zu absolvieren hatte, um es später auf einer italienischen Universität abzuschließen. Im dem Vertrag hatte sich Aurifaber dazu verpflichtet, Albrecht »Zehen Iar lang fur einen Medicum vnd leibarzt zudienen«.[15] 1543 nahm Aurifaber das Studium in Wittenberg in der Hoffnung auf, es hier auch beenden zu können. Der jungen Familien halber baten sowohl Johannes Bugenhagen, Philipp Melanchthon, Johannes Camerarius d. Ä. und Martin Luther in einem gemeinsamen Schreiben an Herzog Albrecht, Aurifaber in Wittenberg zu Ende studieren zu lassen. Der Herzog schlug dies jedoch aus, so dass Aurifaber sein Studium von 1544 bis 1545 in Padua und Bologna fortsetzen musste.[16] Das Prinzip, den medizinischen Nachwuchs durch Stipendien zu fördern, setzte Albrecht auch bei seinen späteren Leibärzten Severinus Göbel (1530–1612) und Matthias Stoius (1526–1583) durch. Vor allem bei Stoius legte Albrecht großen Wert darauf, dass er sich auch mit Arzneimittelkunde beschäftigen

---

13 Anselmino [wie Anm. 2], 30.
14 Anselmino [wie Anm. 2], 34–36.
15 Anselmino [wie Anm. 2], 42.
16 Anselmino [wie Anm. 2], 42.

sollte, um nicht nur »eynn Medicus sonder auch eynn Apothecker« zu werden.[17]

Wie Herzog Albrecht das Medizinalwesen und die Universität mit fähigen Männern fördern wollte, so dachte er auch an eine Hebung des Apothekenwesens und legte bei seinen Apothekern großen Wert auf eine gründliche Ausbildung. Insbesondere Jacob Montanus (1529–1600) aus Kreuznach, der seit 1543 »Pharmazeutik in Worms und an anderen Orten«[18] betrieben hatte, erlangte 1551 in Königsberg ein Stipendium, das es ihm erlaubte, Medizin zu studieren, sich in dieser Zeit aber auch mit »Apoteckerey« zu befassen. Wie in den anderen Verträgen wurde auch hier festgelegt, dass Montanus sich als Arzt-Apotheker in Königsberg niederlassen sollte. Nachdem er 1556 mit der Promotion zum Dr. med. in Bologna abgeschlossen hatte, wurde er einige Monate Leibarzt des Herzogs von Florenz, Cosimo de' Medici I. Nach weiteren Stationen in Italien verpflichtete Herzog Albrecht ihn 1557 als herzoglichen Leibarzt und Apotheker in Königsberg. Es oblag ihm, die herzogliche Familie mit »allerley frischen artzney« zu versorgen sowie den Herzog auf Reisen zu begleiten. Montanus scheint seine Aufgabe als Apotheker in Königsberg gewissenhaft erfüllt zu haben, da er von Herzog Albrecht mit einem Anwesen samt zugehörigem Gewürzgarten belehnt wurde.

Nach dem Tode Herzog Albrechts im Jahre 1568 kam es zum Streit zwischen den fünf in Königsberg bestehenden Apotheken um die Belieferung des Hofes, der nun von Oberräten für den schwachsinnigen Herzog Albrecht Friedrich regiert wurde. Neben den beiden Apotheken in der Altstadt existierten zwei weitere im Kneiphof und eine Apotheke im Stadtteil in Löbenicht, die von dem Apotheker Heinrich Stoius, Bruder des Medizinprofessors und herzoglichen Leibarztes Matthias Stoius, betrieben wurde. Stoius hatte also zur Belieferung des Hofes beste Aussichten, wohingegen Montanus darum bitten musste, dass »alles so man zu hoff vonnötten haben möchte, Allein auß meiner

---

17 Anselmino [wie Anm. 2], 59. Es war im 16. Jahrhundert durchaus üblich, Medizinstudenten durch ein Stipendium zu fördern, um sie später an den Hof oder die Universität zu verpflichten, so auch bei dem Dänen Petrus Severinus (1540/42–1602), den sein Landesvater Friedrich II. unterstützte und ihn 1571 zu seinem Leibarzt berief. Jole Shackelford: A Philosophical Path for Paracelsian Medicine. The Ideas, Intellectual Context, and Influence of Petrus Severinus (1540/42–1602). Kopenhagen 2004.

18 Anselmino [wie Anm. 2], 117.

Apodegk genhommen werde«[19]. Nach weiterem Briefwechsel mit den Oberräten wurde Montanus am 7. Oktober 1569 erneut bestallt, wobei ihm als Apotheker auferlegt wurde, über die Interna des Hofes strenges Stillschweigen zu bewahren. Dies mag damit zu erklären sein, dass die Oberräte bestrebt waren, die »psychischen Kapriolen und irrsinnigen Eskapaden des »blöden Herrn« […] nicht nach außen dringen zu lassen«[20]. In den letzten Lebensjahren Montanus' kam es zu einem Streit mit seinem Kollegen und Schwager, dem herzoglichen Leibarzt Severin Göbel, der ihn beschuldigte, schädliche Schlafpillen für Herzog Albrecht Friedrich verordnet und hergestellt zu haben. Montanus wies diese Vorwürfe zurück; dennoch kam der Streitfall vor Gericht. Es erging jedoch wohl kein Urteil, da sich Montanus in seinen letzten Lebensjahren immer wieder beschwerte, dass sein Schwager Göbel seine Familie mit »lesterungen« verfolge. Auch nach Montanus' Tod musste sich seine Witwe noch mit dem Schwager Göbel auseinander setzen. Montanus hatte seinen Schwiegersohn Caspar Pantzer den Älteren (gest. 1627), der bei ihm in der Apotheke arbeitete, als Erben eingesetzt. Caspar Panzer d. Ä. begründete das naturkundliche Museum, sein Enkel Caspar Panzer d. J. (1588–1657) den botanischen Garten mit umfangreich ausgestattetem Labor.

Zu Ende seiner Regierungszeit erließ Herzog Albrecht 1563 die Königsberger Apothekerordnung, die insbesondere von Andreas Aurifaber erarbeitet worden war. Aurifaber, ein Freund des Valerius Cordus (1515–1544), hatte bereits 1543 ein handschriftliches Exemplar des von Cordus im Auftrag der Stadt Nürnberg verfassten »Dispensatorium«, das 1546 unter dem Titel »Pharmacorum […] conficendiorum ratio. Vulgo vocant Dispensatorium« erscheinen sollte, an Herzog Albrecht mit dem Vorschlag geschickt, ein ähnliches Arzneibuch auch für die Apotheker im Herzogtum Preußen vorzuschreiben. 1555 erließ Albrecht auf Anregung Aurifabers eine erste preußische Apothekerordnung, in der die Pflichten der Apotheker und die Visitation der Apotheken festgeschrieben wurden. Nach Aurifabers Tod wurde an dieser Ordnung weitergearbeitet, die schließlich 1563 in Kraft trat. Die Bestimmungen der Apothekerordnung weichen von denjenigen anderer Staaten der Zeit nicht ab. Indes ist es auffallend, dass bereits in § 1 als Voraussetzung zur Ausübung des Apothekerberufes elemen-

---

19 Anselmino [wie Anm. 2], 123.
20 Anselmino [wie Anm. 2], 124.

tare Lateinkenntnisse vorgeschrieben wurden. Dies galt nicht nur für die Apotheker, sondern auch für die Lehrlinge, die die Rezepte lesen und auszuführen lernen mussten. Andere Paragraphen legen den abzulegenden Eid und die Apothekenvisitation fest. Die Zusammenarbeit zwischen Arzt und Apotheker wurde ebenso verboten, wie es Landläufern und Zahnbrechern nicht gestattet war, Arzneimittel zu verkaufen. Für Königsberg legte die Ordnung fest, dass vier Apotheken für die Versorgung der Bevölkerung mit Arzneimitteln zuständig sein sollten: zwei in der Altstadt und je eine im Kneiphof und in Löbenicht. Indessen machte im Kneiphof nur kurze Zeit nach der Verabschiedung der Apothekerordnung eine weitere Apotheke auf. Schließlich waren die Ärzte gehalten, ihre Verschreibungen in Rezeptbüchern niederzulegen, in die jederzeit Einsicht genommen werden konnte. Diese von Albrecht von Preußen erlassene Apothekerordnung hatte 120 Jahre Bestand, und erst Friedrich Wilhelm, der große Kurfürst, erließ im Jahre 1683 eine Apothekerordnung in Verbindung mit neuen Apothekenprivilegien[21].

Herzog Albrecht von Preußen hinterließ einen geordneten Staat, eine inzwischen zu hohem Ansehen gelangte Universität sowie ein geregeltes Medizinal- und Apothekenwesen. So lobte nicht zu Unrecht der Königsberger Dichter Simon Dach (1605–1659) 1641 in einem Epithalamium anlässlich der Hochzeit des Apothekergesellen Clement Tamm die von Johannes Montanus gegründete Apotheke:

»Hie hat Aesculapius
Chiron und Galen sein Wesen:
Hie, o Todt, wohnt dein Verdrus,
Hie sucht Preussen zu genesen;
Hie ist aller Plagen Zwang
Und der Siechheit Untergang.«[22]

---

21 Anselmino [wie Anm. 2], 115–117.
22 Anselmino [wie Anm. 2], 129. Apothekenlob in der Kasuallyrik der Frühen Neuzeit, zu denen auch die Epithalamia zählen, ist bisher wenig untersucht, vgl. aber Gerhard Helmstaedter: Dichterisches Lob und Wertschätzung der Pharmazie bei dem Leipziger Arzt Michael Barth (um 1530–1584). In: Geschichte der Pharmazie 54 (2002), 57–62.

Karl-Heinz Beyer, Berlin

ZUR ENTWICKLUNG DER PHARMAZIE AN DER UNIVERSITÄT KÖNIGSBERG

»Einem Leuchtturm gleich« nannte Johann Gottfried Herder (1744 bis 1803), selbst Ostpreuße aus Mohrungen, die Albertina.[1] Es ist ein hochinteressantes Kapitel deutscher Kultur-, Geistes-, Universitäts- und Fachgeschichte, sich mit dieser Universität zu befassen, die am 17. August 1544 gegründet worden war. Ihr Gründer war Albrecht von Brandenburg-Ansbach, der als letzter Hochmeister des Deutschen Ritterordens im Jahre 1525 den Ordensstaat Preußen in ein weltliches Herzogtum umgewandelt und gleichzeitig die Reformation im neu geschaffenen Herzogtum Preußen eingeführt hatte.[2] Herzog Albrecht regierte bis zu seinem Tode im Jahre 1568 14 Jahre lang als Hochmeister und 43 Jahre lang als Herzog. Die Universität stand ganz im Zeichen der Reformation; ein wichtiger Berater des Herzogs war Martin Luther. So ist es nicht verwunderlich, dass der Schwiegersohn von Melanchthon, Georg Sabinus (1508–1560), Rektor der Universität wurde. Das Universitätssiegel – über vier Jahrhunderte unverändert – stammt von Sabinus. Es zeigt als Brustportrait den Herzog barhäuptig in ritterlicher Rüstung; seine rechte Hand hält das blanke Schwert über der Schulter, die linke ist bei angewinkeltem Arm in die Hüfte gestützt; links vor ihm, von der Gürtellinie abwärts, erscheint das Wappenschild mit dem preußischen und brandenburgischen Adler. Die Unterschrift lautet: ›Insignia – Academiae – Regio Montanae – 1544‹.

In der Urkunde zur Universitätseröffnung heißt es:

»Wir hoffen, dass unsere Academia den zahlreichen großen Völkern, die in Ost und West an Preußen grenzen, Nutzen bringen wird; denn wenn in

---

1 Götz von Selle: Geschichte der Albertus-Universität zu Königsberg in Preußen. In: Jahrbuch der Albertus-Universität zu Königsberg 8 (1958), S. 73.
2 Selle [wie Anm. 1], 74.

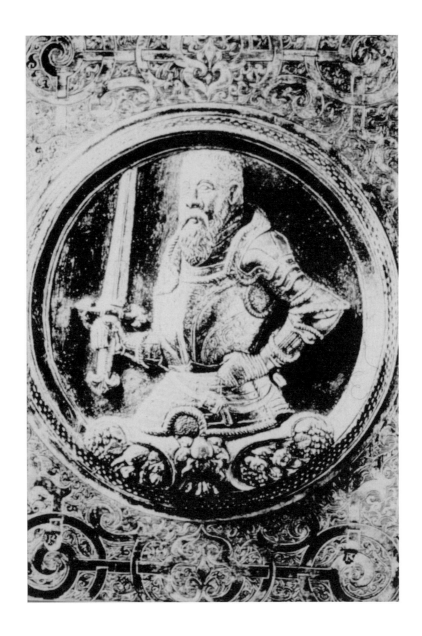

Abb. 1: Universitätssiegel von Georg Sabinus mit Brustportrait des Gründers der Universität Königsberg, Herzog Albrecht von Brandenburg-Ansbach

unserem Gebiet die Wissenschaften eifrig gepflegt werden, können sie mehr und geschulte Pastoren für ihre Kirchen haben.«[3]

Die Pharmazie ist an vielen Universitäten jünger als die Universität selbst – so auch in Königsberg. Der Beginn eines Pharmaziestudiums ist eng mit dem Namen Karl Gottfried Hagen (1749–1825) verbunden.[4] Hagen wurde Weihnachten 1749 in Königsberg geboren und starb dort 1829 im Alter von 80 Jahren. Er blieb zeitlebens mit seiner Geburtsstadt verbunden, genau wie sein Zeitgenosse Immanuel Kant (1724–1804), dessen Todestag sich am 12. Februar 2004 zum zweihundertsten Mal jährte. Bereits in seiner Lehrzeit in der Apotheke seines Vaters interessierte sich der junge Hagen auch für naturwissenschaftliche Fächer wie Physik, Chemie und Naturgeschichte. Nach seinem Studium der Medizin, das er 1775 mit der Promotion abgeschlossen hatte, lud ihn die Medizinische Fakultät der Universität Königsberg zur Lehrtätigkeit ein. Trotz seiner zahlreichen Verpflichtungen als Forscher und Universitätsdozent leitete er seit dem Tod seines Vaters 1772 auch die Apotheke der Familie.

Nach seiner Promotion schlug ihn die Universität zum Professor vor. Er sei in der Lage, »die Professio Botanici et Materiae Medicae« zu übernehmen, da er viele Kenntnisse besäße und zugleich wegen des ansehnlichen Vorrats seiner Materialien nebst einem wohl eingerichteten »Laboratorio chemico« die schönste Gelegenheit habe, diese Wissenschaften der studierenden Jugend mit Nutzen vorzutragen.[5]

Nicht nur die Universität war von seinen Qualitäten überzeugt. Der große Andrang zu seinen Vorlesungen zeigt sein Ansehen bei seinen Studenten. Sein breit gefächertes Interesse schlug sich auch in seinen Veröffentlichungen nieder. Sie reichten von der Untersuchung der »Luft in der Gruft des Markgrafen Albrecht« über die Erörterung der Frage »Hat Preußen ein Erdbeben zu befürchten?« bis hin zu zahlreichen Arbeiten der systematischen Zoologie und Botanik. Immanuel Kant, kritischer Zeitgenosse und Lehrer Hagens bezeichnete dessen ›Grundsätze der Chemie durch Versuche erläutert‹

---

3 Selle [wie Anm. 1], 74.
4 Karl-Heinz Beyer: Pionier der Pharmazie. In: Pharmazeutische Zeitung 145 (2000), 633.
5 Hermann Matthes: Pharmazie und Pharmazeuten in Ostpreussen. 150 Jahre pharmazeutische Chemie an der Universität Königsberg. In: Pharmazeutische Zeitung 73 (1928), 1041–1052.

als logisches Meisterwerk. Bereits zu Lebzeiten als ›Schutzpatron der Deutschen Pharmazie‹ verehrt, hat Hagen durch seine Lehrtätigkeit und Forschung die Entwicklung der Pharmazie zu einer selbstständigen Disziplin entscheidend beeinflusst. Andere Hochschulen folgten bald seinem Vorbild einer umfangreichen praktischen Ausbildung der Studenten.[6]

Hagen starb 1829 im Alter von 80 Jahren. Heute erinnern der zoologische Name der Muschel ›Mytillus Hagenii‹ und des Rosengewächses ›Hagenia abyssinica‹ an diesen großen Pharmazeuten. Die Universität Königsberg gedachte seiner mit folgendem Nachruf: »Um ihn trauern nicht bloß die Universität und die Stadt Königsberg; in ganz Preußen ist kein Ort, der nicht Schüler von ihm enthielte, und ist kein Schüler, von dem man nicht verdiente geliebt zu werden.«[7]

Nach Hagens Tod übernahm vertretungsweise Privatdozent und Apotheker Friedrich Dulk die Vorlesungen. Dulk, am 23. November 1788 in Schirwindt (Ostpreußen) geboren, wurde mit der Dissertation ›De oxigennio‹ 1825 promoviert und habilitierte sich 1826 noch unter Hagen. 1830 wurde er Extra-Ordinarius. Da er zugleich Apothekenbesitzer war, ist anzunehmen, dass er in seinem Laboratorium unterrichtete.

Dulk hatte zunächst Jura studiert, sich aber auf Veranlassung seines Bruders der Pharmazie zugewandt und bei diesem gelernt. 1812 wurde er dann in Berlin Apotheker I. Klasse. 1815 übernahm er von seinem Bruder die Apotheke, die später – bis zum Ende des Zweiten Weltkrieges – als Kant-Apotheke bekannt war.

Dass es auch schon früher anscheinend äußerst schwer war mit der Ministerialbürokratie zu verhandeln, möge folgender Vorgang zeigen. Dulk schrieb am 3. Oktober 1846 – er war fast 58 Jahre alt – an den Kurator:

> »Die Einrichtung eines chemischen Laboratoriums kann der Dringlichkeit der Sache selbst wegen nicht länger aufgeschoben werden, dann aber auch deswegen, weil ich jetzt bei meinem vorgerückten Alter die schon lange gehegte Absicht habe, meine Apotheke zu verkaufen, in nicht sehr langer Zeit zur Ausführung zu bringen entschlossen bin.«[8]

---

6   Zu Hagen vgl. auch Hans Valentin: Das Lebenswerk Karl Gottfried Hagens. In: Pharmazeutische Industrie 16 (1954), 111–114.
7   Matthes [wie Anm. 5], 1042.
8   Matthes [wie Anm. 5], 1047.

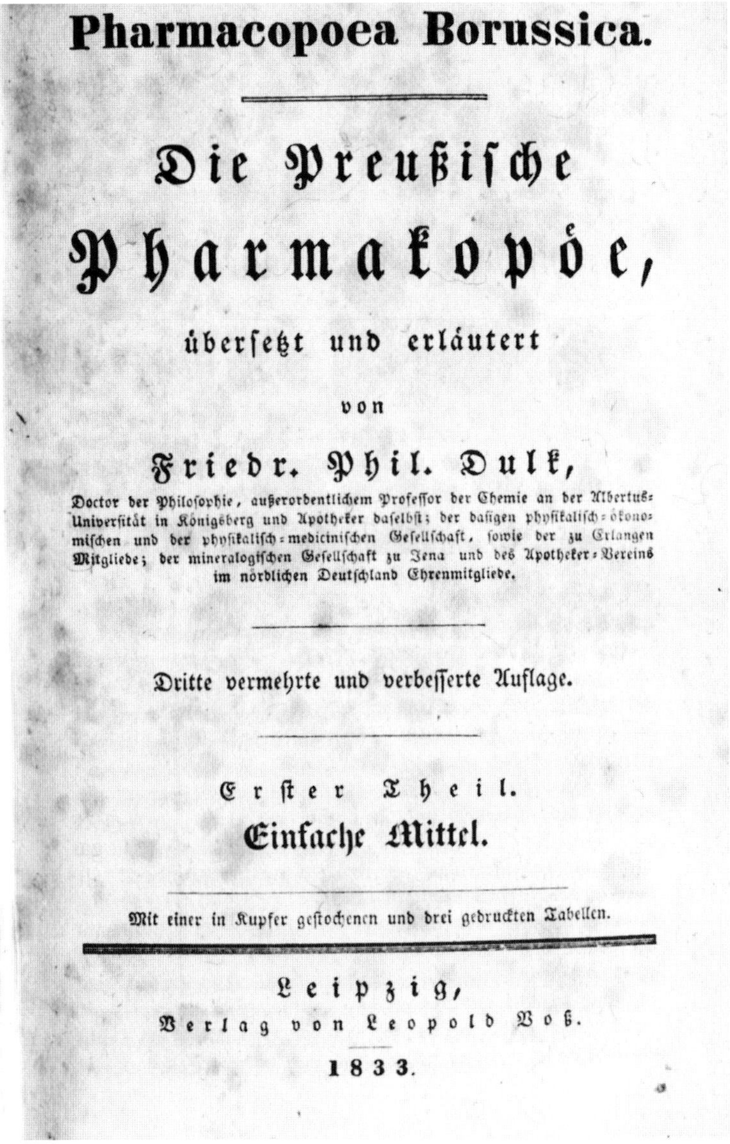

Pharmacopoea Borussica.

Die Preußische Pharmakopöe,

übersetzt und erläutert

von

Friedr. Phil. Dulk,

Doctor der Philosophie, außerordentlichem Professor der Chemie an der Albertus-Universität in Königsberg und Apotheker daselbst; der dasigen physikalisch-ökonomischen und der physikalisch-medicinischen Gesellschaft, sowie der zu Erlangen Mitgliede; der mineralogischen Gesellschaft zu Jena und des Apotheker-Vereins im nördlichen Deutschland Ehrenmitgliede.

Dritte vermehrte und verbesserte Auflage.

Erster Theil.
Einfache Mittel.

Mit einer in Kupfer gestochenen und drei gedruckten Tabellen.

Leipzig,
Verlag von Leopold Voß.
1833.

Abb. 2: Titelblatt der preußischen Pharmakopöe ›Pharmacopoea Borussica‹

Es passierte jedoch nichts. Am 9. Januar 1848 schrieb er daher:

»Dem Universitätskuratorium mache ich hierdurch die ganz ergebenste Anzeige, dass ich meine Apotheke verkauft habe und spätestens bis zum 1. April meine bisherige Wohnung räumen muss.«[9]

Publizistisch trat Dulk besonders mit der 1.085 Seiten umfassenden Übersetzung und Kommentierung der ›Pharmacopoea Borussica‹ hervor. In der gegenüberstehenden Tabelle sind die weiteren Vertreter der Pharmazie in Königsberg zusammengestellt. Drei Namen sollen kurz herausgegriffen werden.

Von Professor Hermann Matthes (1869–1931) erschien 1928 eine Publikation mit dem Titel ›150 Jahre Pharmazeutische Chemie an der Universität Königsberg‹.[10] Der Verfasser konnte nicht ahnen, dass bereits 17 Jahre nach der 1928 erfolgten Veröffentlichung seines Aufsatzes die Geschichte der Universität und seines Institutes abrupt beendet werden würde.

Professor Erwin Rupp (1872–1956) war von 1909 bis 1919 Institutsdirektor. Er nahm 1919 einen Ruf an die Schlesische Friedrich-Wilhelms-Universität in Breslau an.[11]

Speziell die letzte Phase der Königsberger Pharmazie während der NS-Zeit hat Birger Kintzel geschildert.[12]

Letzter Direktor des Pharmazeutischen Institutes in Königsberg war Kurt Walter Merz (1900–1967), der diese Tätigkeit zunächst vertretungsweise, ab 30. Januar 1937 endgültig bis 1945 ausübte.[13] Älteren Semestern ist er sicherlich noch bekannt. Er hat ein Buch über Pharmakologie für Pharmazeuten herausgegeben, denn er war Arzt und Apotheker.

9 Matthes [wie Anm. 5], 1047.
10 Pharmacopoea Borussica, Editio tertia. Leipzig 1823.
11 Zu Rupp vgl. Christoph Friedrich / Hans-Dieter Rosenbaum / Hans-Joachim Seidlein: Die Bedeutung Erwin Rupps für die Entwicklung der Pharmazeutischen Wissenschaft. In: Die Pharmazie 42 (1987), 36–43.
12 Birger Kintzel: Pharmazie in Königsberg: Ende einer Tradition. In: Pharmazeutische Zeitung 139 (1994), 2896–2906 und derselbe: Pharmazie in Königsberg: Lehre und Forschung. In: Pharmazeutische Zeitung 139 (1994), 3003–3009.
13 Peter Dilg: Matthes, Hermann. In: Wolfgang-Hagen Hein / Holm-Dietmar Schwarz (Hrsgg.): Deutsche Apotheker-Biographie. Bd. 2. Stuttgart 1978 (Veröffentlichungen der Internationalen Gesellschaft für Geschichte der Pharmazie, NF, 46). S. 413f.

1	Hagen, Karl Gottfried	* 24.12.1749 † 02.03.1829 Königsberg
2	Dulk, Friedrich Philipp	* 23.11.1788 in Schirwindt/Ostpr. † 14.12.1852 Königsberg
3	Spirgatis, Hermann	* 08.11.1822 Königsberg † 11.1899 Königsberg kommissarisch 1852–1853
4	Werther, August F. G.	* 01.08.1815 Rossla (Goldene Aue) † 29.06.1869 Königsberg berufen zum 1.4.1853
5	Graebe, Carl	* 24.02.1841 Frankfurt a. M. † 19.01.1927 Frankfurt a. M. berufen zum 19.03.1870
6	Lossen, Wilhelm	* 08.05.1838 Kreuznach † 29.10.1906 Königsberg Okt. 1877 aus Heidelberg berufen
7	Spirgatis, Hermann	wie 3. Erster Direktor des Pharmazeutisch-Chemischen Institutes
8	Klinger, Heinrich	* 26.10.1853 Leipzig † 01.03.1945 Groß-Steegen/Ostpr. ab 20.10.1895 in Königsberg
9	Partheil, Alfred	* 01.05.1861 Zerbst † 22.04.1909 Königsberg zum 23.10.1903 berufen
10	Rupp, Erwin	* 19.02.1872 Kirchberg/Württbg. † 10.04.1956 Freiburg i. Br. 1909–1919 in Königsberg, danach in Breslau
11	Lehmann, Franz	* 06.02.1881 Tarputschen/Ostpr. † 13.12.1961 Greifswald kommissarisch 1919–1920
12	Matthes, Hermann	* 30.06.1869 Eisenach † 10.03.1931 Königsberg ab 1920 Direktor
13	Emde, Hermann K. Ch. M.	* 10.12.1880 Opladen † 19.07.1935 Königsberg
14	Merz, Kurt Walter	* 11.07.1900 Freudenstadt † 21.07.1967 Freiburg zuerst vertretungsweise, ab 30.1.1937 endgültig. Letzter Direktor bis 1945

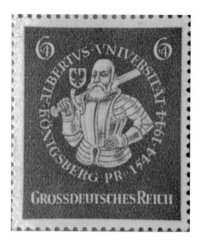

Abb. 3: Sonderbriefmarke der Deutschen Reichspost anlässlich der 400-Jahrfeier der Universität Königsberg

Die Universität konnte noch im Jahre 1944 in einem sehr würdigen, mehrtägigen Fest – trotz des Krieges – ihre 400-Jahrfeier begehen. Schon wenige Wochen später – Ende August 1944 – verursachten zwei schwere Luftangriffe britischer Bomber in Königsberg bedeutende Schäden. Ostpreußen galt als der ›Luftschutzkeller des Reiches‹, weswegen man viele Zivilisten aus dem Ruhrgebiet und aus Berlin dorthin evakuierte. Wie der letzte Kurator der Universität, Götz von Selle, berichtete, war im August 1944 zunächst die Innenstadt von Königsberg zu 80 Prozent zerstört worden. Durch den zweiten Angriff in der Nacht vom 29. zum 30. August 1944 wurde auch das Pharmazeutische Institut beschädigt.

Da im Institut Forschungsaufträge bearbeitet wurden, die von »kriegswichtiger Bedeutung« waren, wurde das Institut im Herbst 1944 evakuiert. Diese Evakuierung erfolgte in der Zeit vom 30. Oktober bis zum 6. November 1944 unter der Leitung von Karl Gustav Bergner. Neuer Standort war eine Gastwirtschaft in Ilmenau in Thüringen. Unter welchen Bedingungen gearbeitet wurde, spiegelt ein Satz in einem Bericht wider: »Als Energiequelle stehen uns zwei Kubikmeter Holzgas pro Tag vorerst zur Verfügung.«[14]

Da die Amerikaner im Juli 1945 im Rahmen der Aufteilung Deutschlands in Besatzungszonen Thüringen verließen, befahl die Militärre-

---

14 Kintzel [wie Anm. 12], 3007.

gierung der siebten US-Armee zuvor die Verlagerung des Instituts nach Heidenheim/Brenz. Von hier wurde das noch vorhandene Material in das Pharmazeutische Institut in Freiburg gebracht. So endete in tragischer Weise eine anerkannte Lehr- und Forschungsstätte.

Zu den letzten Hochschullehrern der Pharmazie in Königsberg: Der letzte Direktor des Pharmazeutischen Instituts war nach der Berufung auf den Lehrstuhl ab Januar 1937 Professor Dr. phil. nat. Dr. med. Kurt Walter Merz (1900–1967). Er hatte sich 1932 in Berlin unter Carl Mannich (1877–1947) für Pharmazeutische Chemie habilitiert. Im Kriege war er auch als Wehrmachtsarzt eingesetzt worden. 1946 bis 1948 wirkte er als praktischer Arzt in Stuttgart. 1948 nahm er den Ruf als Ordinarius für Pharmazeutische Chemie an der Universität Freiburg an. Von 1958 bis 1961 war er Präsident der Deutschen Pharmazeutischen Gesellschaft.[15]

Schon in seiner Königsberger Zeit erfreute sich ein anderer pharmazeutischer Hochschullehrer – Kurt Mothes (1900–1983) – eines sehr großen Ansehens. Im März 1935 erfolgte seine Berufung auf den Lehrstuhl für Botanik und Pharmakognosie sowie zum Institutsdirektor.[16] Ein späterer pharmazeutischer Hochschullehrer, Carl-Heinz Brieskorn, gebürtiger Königsberger, erinnerte sich an seine Studentenzeit in Königsberg und an Mothes: »Der Lehrstoff wurde spannend und rhetorisch glänzend vorgetragen, so daß jede Vorlesung in mehrfacher Weise zum Erlebnis wurde.«[17] Mit der Einnahme der ›Festung‹ Königsberg durch die Rote Armee Anfang 1945 geriet Mothes in sowjetische Kriegsgefangenschaft, in der er vier Jahre verbrachte. Nach seiner Rückkehr war er zunächst im Institut für Kulturpflanzenforschung in Gatersleben im nordöstlichen Harzvorland tätig. 1957 folgte er einem Ruf an die Universität Halle. 1954 avancierte

---

15 Zu Merz vgl. Holm-Dietmar Schwarz: Merz, Kurt Walter. In: Wolfgang-Hagen Hein / Holm-Dietmar Schwarz (Hrsgg.): Deutsche Apotheker-Biographie. Ergänzungsband. Stuttgart 1986 (Veröffentlichungen der Internationalen Gesellschaft für Geschichte der Pharmazie, NF, 55). S. 308.

16 Zu Mothes vgl. Horst-Robert Schütte / Benno Parthier: Kurt Mothes (1900–1983). Portrait eines engagierten Naturwissenschaftlers. In: Deutsche Apotheker Zeitung 135 (1995), 3173–3179 und Christoph Friedrich: Wissenschaftliche Schulen in der Pharmazie. Teil 8: Kurt Mothes (1900–1983) und sein Schülerkreis. In: Die Pharmazie 55 (2000), 850–856.

17 Carl-Heinz Brieskorn: Es war einmal... In: Deutsche Apotheker Zeitung 135 (1995), 3175.

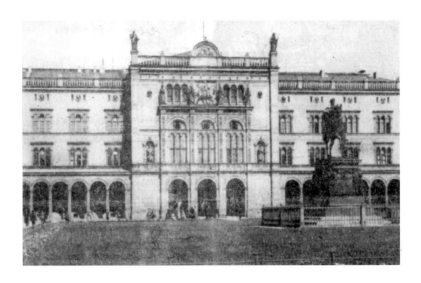

Abb. 4: Hauptgebäude der Universität Königsberg am Paradeplatz von August Stüler

er zum Präsidenten der altehrwürdigen Deutschen Akademie der Naturforscher Leopoldina.[18]

Ein persönliches Erlebnis, das an die zitierten Äußerungen von C.-H. Brieskorn anknüpft, soll erwähnt werden: Anlässlich einer Hauptversammlung der Deutschen Pharmazeutischen Gesellschaft in Kiel – vor dem Mauerfall – war Mothes eingeladen worden und sollte einen Plenarvortrag halten. Er kam nicht, erst ein oder zwei Tage später war er in Kiel. Die DDR-Behörden hatten ihm, obwohl schon Rentner und im Besitz gültiger Papiere, an der Grenze Schwierigkeiten bereitet, die ihn den vorgesehenen Termin in Kiel nicht hatten einhalten lassen. Das Tagungsabendprogramm wurde flugs gestrichen und die Tagungsteilnehmer allesamt in einem großen Hörsaal vereint. Auf dem Podium stand Mothes ganz allein – ohne Pult und Technik. Er sprach mit klarer Stimme – ohne Manuskript, jeder Satz hervorragend formuliert, didaktisch sehr gut aufgebaut. Im Auditorium wuchs die

---

18 Benno Parthier: Kurt Mothes (1900–1983). Gelehrter, Präsident, Persönlichkeit. Acta Historica 37 (2001).

Spannung. Alle waren sich danach einig: Es war ein einzigartiges Erlebnis.

Ein weiterer Hochschullehrer der Königsberger Schule war Professor Dr. Fr. Rolf Preuss (1911–1999). Er hatte Pharmazie in Tübingen und Königsberg studiert. 1941 wurde er in Königsberg zum Dr. rer. nat. promoviert und legte dort 1944 auch die Hauptprüfung als Lebensmittelchemiker ab. Sein ehemaliger Lehrer K. W. Merz holte ihn 1948 an das Pharmazeutische Institut der Freiburger Universität, wo er sich 1954 habilitierte und 1967 Ordinarius für das Fach wurde. 1977 wurde er emeritiert.[19]

Weiterhin ist zu nennen Professor Dr. Karl Gustav Bergner (geb. 1913). Mit der unter Anleitung von K. W. Merz entstandenen Dissertation ›Chemische Untersuchungen über die arzneilich brauchbaren Inhaltsstoffe des indischen Hanfs‹ war er an der Universität Königsberg 1940 zum Dr. rer. nat. promoviert worden. 1944 habilitierte er sich ebenfalls an der Albertina mit der Schrift ›Über 2-Ascorbinsäure in Trockengemüse und Trockenkartoffeln und ihre Stabilisierung bei deren Herstellung‹. Nach dem Zweiten Weltkrieg wirkte er unter anderem als Leiter der Chemischen Landesuntersuchungsanstalt in Stuttgart. 1965 folgte er einem Ruf auf den neu geschaffenen Lehrstuhl für Lebensmittelchemie der Universität Stuttgart, damals noch TH. Das Institut für Lebensmittelchemie dieser Universität leitete er bis 1980. Er war viele Jahre Herausgeber der Deutschen Lebensmittel-Rundschau der wissenschaftlichen Verlagsgesellschaft in Stuttgart und trat vor allem als Verfasser des Buches ›Weinkompendium‹ für Apotheker, Ärzte und Naturwissenschaftler hervor.

Ein weiterer Königsberger Schüler war Professor Dr. Karl-Günther Krebs (1909–1996). Er promovierte 1937 gleichfalls bei K. W. Merz mit der Arbeit ›Über Loganin‹. Die Habilitationsschrift aus dem Jahre 1942 trug den Titel ›Über ein Flavonolglycosid in Forsythia-Blüten‹. Nach dem Zweiten Weltkrieg war er zunächst Krankenhausapotheker in Ludwigsburg, später Leiter der Universitätsapotheke Tübingen und ging dann zur Firma Merck als Leiter der Abteilung Qualitätskontrolle.

---

19 Gert Schorn: Professor Fr. Rolf Preuss, Freiburg, 85 Jahre. In: Deutsche Apotheker Zeitung 136 (1996), 4488 und derselbe: Professor Rolf Preuß, Freiburg, in memoriam. In: Deutsche Apotheker Zeitung 140 (2000), 90.

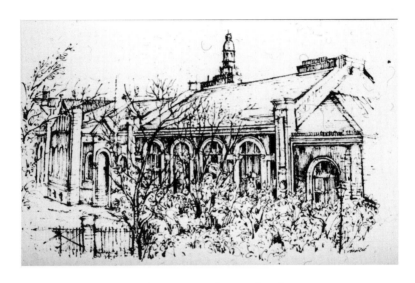

Abb. 5: Das Pharmazeutische Institut in der Besselstraße

Er übte ferner zehn Jahre lang die Funktion des Generalsekretärs der Deutschen Pharmazeutischen Gesellschaft aus.[20]

Ein weiterer Doktorand von K. W. Merz war Rudi Franck (1912–1988). Der gebürtige Ostpreuße promovierte 1936 mit der Arbeit ›Die chromatographische Adsorption als analytische Methode zur qualitativen und quantitativen Untersuchung von Arzneistoffen‹. Er qualifizierte sich an der Albertina weiter, wo er 1935 die Prüfung als Diplom-Chemiker und 1938 sein Examen als Lebensmittelchemiker ablegte. Von 1940 bis Kriegsende leitete er nebenher die väterliche Germania-Apotheke im Zentrum der Stadt. Von 1946 bis 1959 arbeitete er als Leiter des Staatlichen Untersuchungsamtes in Oldenburg, ging dann an das Bundesgesundheitsamt in Berlin, wo er von 1967 bis 1977 als Erster Direktor und Professor das Max-von-Pettenkofer-Institut leitete.[21]

20 R. Strohecker: Prof. Dr. Karl Günther Krebs, Darmstadt, gestorben. In: Deutsche Apotheker Zeitung 136 (1996), 4390.
21 Zu Franck vgl. Holm-Dietmar Schwarz: Franck, Rudi. In: Wolfgang-Hagen Hein / Holm-Dietmar Schwarz (Hrsgg.): Deutsche Apotheker-Biographie. Ergänzungsband 2. Stuttgart 1997 (Veröffentlichungen der Internationalen Gesellschaft für Geschichte der Pharmazie, NF, 60). S. 90f.

Für die vorstehend aufgeführten Pharmazeuten war die Albertina in Königsberg die Alma mater. Sie haben dort prägende Jahre in dem alten Königsberg und der herrlichen ostpreußischen Landschaft verlebt. Sie haben an ihren neuen Wirkungsstätten vorbildliche Arbeit geleistet und sich durch ihre Persönlichkeit Achtung und Respekt erworben. Sie verdienen es, für uns später Geborene in dankbarer Erinnerung zu bleiben.

Resumee

Es stellt sich die Frage: Wie ist es in Königsberg nach dem Zusammenbruch des Nationalsozialismus weitergegangen? Das nördliche Ostpreußen mit Königsberg fiel durch das Potsdamer Abkommen an die Sowjetunion. Nach der Vertreibung der Deutschen strömten Russen in eine fremde, beträchtlich zerstörte Stadt. Sie wurde zum Sperrgebiet erklärt und war westlichen Reisenden jahrzehntelang nicht zugänglich. Erst dank der unglaublichen Umwälzungen im Ostblock mit ihren Höhepunkten des Jahres 1989 wurde es westlichen Reisenden möglich, diese Stadt wieder zu betreten.

Die alte deutsche Universität ist durch die beiden schweren Bombenangriffe im August 1944 und die wochenlangen Endkämpfe 1945 praktisch vernichtet worden. Das Hauptgebäude am Paradeplatz von August Stüler, das Pharmazeutische Institut in der Besselstraße und die benachbarte Zoologie sind vom Erdboden verschwunden.

Die Russen gründeten 1967 die ›Kaliningrader staatliche Universität‹. Ihr Fundament war ein seit 1948 bestehendes Pädagogisches Institut. 1958 erhielten hier 3.700 Studenten, 1994 6.000 ihre Ausbildung. Die Universität hat heute die Aufgabe, Fachkräfte für Wirtschaft und Politik sowie qualifizierte Lehrkräfte auszubilden. Disziplinen wie Medizin und Pharmazie gibt es jedoch nicht mehr.

Dank der politischen Veränderungen wurde es möglich, dass Deutsche und Russen in der Zeit vom 26. bis 30. September 1994 in Königsberg das 450jährige Jubiläum der Universität Königsberg gemeinsam feiern konnten. Nur wenige Jahre hatten genügt, um Kontakte herzustellen und in paritätisch besetzten Arbeitskreisen das Jubiläum vorzubereiten und durchzuführen. Innerhalb dieser Kontakte spielte auch die Pharmazie wieder eine Rolle.

Ein 1934 in Königsberg geborener Kollege, Professor Franz-Christian Czygan, war offizieller Vertreter der Bayerischen Julius-Maximilian-

Universität Würzburg, an der er lehrte. Er war eingeladen worden, anlässlich des 450jährigen Bestehens der Universität als Ehrengast in der Sektion Biologie über erste pharmazeutisch-biologische Kooperationen zwischen der Kaliningrader Staatsuniversität (Fakultät für Biologie) und dem Würzburger Lehrstuhl für Pharmazeutische Biologie zu berichten. Damit war er nach 50jähriger Unterbrechung der *erste* deutsche Pharmazeut, der anhand von aktuellen Arzneipflanzenforschungen – Untersuchungen zum Stoffwechsel von Fabacaeen-Alkaloiden – wieder an die Tradition der Königsberger Pharmazie anknüpfen konnte. Dieses Thema schlug somit eine Brücke zu den Forschungen des weltberühmten Königsberger Ordinarius für Botanik und Pharmakognosie von 1935 bis 1945, zu Kurt Mothes.

Christoph Friedrich, Marburg

DIE PHARMAZEUTISCHE AUSBILDUNG IN PREUSSEN

Zur Ausbildung des Apothekers in Preußen existiert bereits eine größere Anzahl pharmaziehistorischer Studien, was wohl nicht zuletzt der geradezu sprichwörtlichen preußischen Gründlichkeit und dem Fleiß dort ansässiger Historiker zu verdanken ist. Dennoch fällt auf, dass in der deutschsprachigen Pharmaziehistoriographie die Apothekerausbildung in Preußen – etwa im Vergleich zu Bayern, wo 1808 ein obligatorisches Studium eingeführt wurde – keinesfalls als vorbildlich hervorgehoben wird. Insbesondere die Tatsache, dass in Preußen erst 1854 der ›Apotheker zweiter Klasse‹ aufgehoben wurde, erschien der vornehmlich standespolitisch orientierten Pharmaziegeschichtsschreibung eher suspekt.

Im Folgenden soll die Entwicklung der Ausbildung in Preußen beschrieben und zugleich anhand persönlicher Quellen zumindest punktuell die ›Alltagsgeschichte‹ der pharmazeutischen Ausbildung geschildert werden.

Erste gesetzliche Regelungen

Am 27. September 1725 erließ der so genannte Soldatenkönig Friedrich Wilhelm I. das ›Allgemeine und neu geschärffte Medicinal-Edict‹, das detaillierte Vorschriften zur Ausbildung der Apotheker enthielt. Den Entwurf zu diesem ›Medicinal-Edict‹ hatte der bedeutende Mediziner der Aufklärungszeit Georg Ernst Stahl (1659–1734) erarbeitet, der 1715 an den Hof Friedrich Wilhelms I. nach Berlin berufen und zugleich zum Präsidenten des ›Collegium medicum‹ ernannt worden war. Diese 1685 gegründete Einrichtung verfolgte das Ziel, »jede Art von medizinischem Dilettantismus zu unterbinden«[1]. 1723

---

1 Irene Strube: Georg Ernst Stahl. Leipzig 1984 (Biographien hervorragender Naturwissenschaftler, Techniker und Mediziner, 76). S. 25. Zur Geschichte der

wurde auf Anregung Stahls beschlossen, das ›Theatrum anatomicum‹ auszubauen. Es erhielt seinen Platz zusammen mit dem ›Collegium medico-chirurgicum‹ im neuen Marstall, Ecke Linden-/Dorotheenstraße, im ersten Stock über den Pferdeställen neben der Sozietät der Wissenschaften. In den sieben Räumen und einem Hörsaal des ›Collegium medico-chirurgicum‹ unterrichteten zunächst sieben, dann neun und später 17 Professoren, zu denen auch die ersten Lehrer der Pharmazie gehörten.[2]

Das ›Allgemeine und neu geschärffte Medicinal-Edict‹ von 1725 traf nicht nur Aussagen zum Studium der Ärzte und Chirurgen, sondern auch zur Ausbildung der Apotheker. Diese durften nur dann vor dem ›Collegium medicum‹ in Berlin die Prüfung zur Erlangung der Approbation ablegen, wenn sie zuvor »von Unserm Professore Chymiae practico und Hoff-Apotheker, ihnen aufgegebene processus pharmaceutico-chymicos sowie die entsprechenden Lections-Stunden beym Collegio Medico-Chirurgico publice« absolviert hatten. Das Examen war im »Beyseyn der Assessorum Pharmaciae« abzulegen.[3]

Damit hatte man in Preußen erstmalig eine wissenschaftliche Ausbildung für angehende Apotheker vorgeschrieben, die zwar noch nicht an einer Universität, so aber doch an einer quasi medizinischen Hochschule zu absolvieren war. Sie bestand – wie bis heute für die pharmazeutische Hochschulausbildung üblich – aus Vorlesungen sowie einer praktischen Laborausbildung, die in der Berliner Hofapotheke absolviert wurde. Diese kann im Hinblick auf Ausrüstung

obersten Medizinalbehörden in Preußen vgl. auch R. Seybold: Über die Entstehung der obersten Medizinalbehörden in Preußen und deren Obliegenheiten. In: Pharmaceutische Zeitung 93 (1893), 717; sowie Manfred Stürzbecher: Das brandenburgische Medizinaledikt von 1685. In: Deutsches Verwaltungsblatt 100 (1985), 1164–1167.

2   Herbert Lehmann: Das Collegium medico-chirurgicum in Berlin als Lehrstätte der Botanik und der Pharmazie. Nat. wiss. Diss. Berlin 1936. S. 18; vgl. auch Manfred Stürzbecher: Aus der Geschichte des Collegium medico-chirurgicum in Berlin. In: Medizinische Mitteilungen 21, Heft 3 (1960), 110–115.

3   Lehmann [wie Anm. 2], 14; vgl. auch Manfred Stürzbecher: Aus der Geschichte pharmazeutischen Hochschulunterrichtes in Berlin. In: Deutsche Apotheker Zeitung 104 (1964), 1096–1101, hier 1097; sowie Hans Dieckmann: Geschichte und Probleme der Apothekerausbildung in erster Linie in Frankreich und Deutschland. Frankfurt am Main 1954 (Veröffentlichungen der Internationalen Gesellschaft für Geschichte der Pharmazie, N. F., 5). S. 45–49.

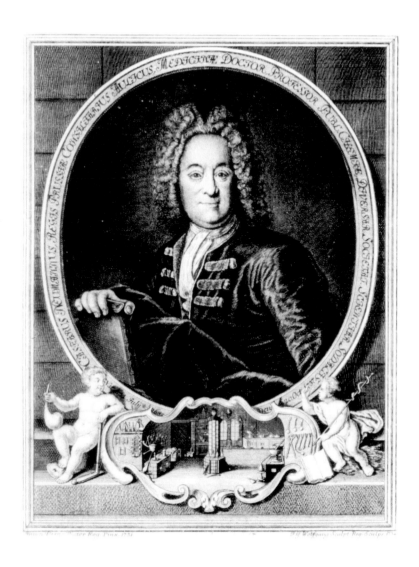

Abb. 1: Caspar Neumann (1683–1737)

und Personal als eine der modernsten Offizinen ihrer Zeit gelten.[4] Das bedeutet gleichwohl, dass die wissenschaftliche Apothekerausbildung nicht in Frankreich oder in den pharmazeutischen Privatinstituten ihren Anfang nahm, sondern vielmehr 1725 in Preußen begann.

Der Unterricht in der Hofapotheke lag in den Händen von Caspar Neumann (1683–1737) (Abb. 1), der nach zahlreichen Reisen, die ihm sein großer Gönner Friedrich I. ermöglicht hatte[5], 1719 die Leitung der Königlichen Hofapotheke (Abb. 2) übernahm. Neumann baute die Apotheke in kurzer Zeit um, so dass »diese Offizin unter allen anderen Apotheken auf dem ganzen Erdkreis die Palme errang«[6]. 1723 avancierte Neuman zum Professor am ›Collegium medico-chirurgicum‹, das 1724 den Namen ›Collegium medicum‹ bzw. ein weiteres Jahr später den Namen ›Obercollegium medicum‹ erhielt.[7]

Wie das von Herbert Lehmann 1936 ausgewertete Matrikelbuch des ›Collegium medico-chirurgicum‹ für die Jahre 1730 bis 1797 ausweist, studierten dort regelmäßig angehende Apotheker.[8] In seiner im Archiv der Leopoldina aufbewahrten Autobiographie schildert der Nürnberger Apotheker Johann Ambrosius Beurer (1716–1754)[9] den damaligen Unterricht:

> »Sobald ich dort war, machte ich der Exzellenz Hofrat Neumann meine Aufwartung, wurde liebevoll aufgenommen und am nächsten Tag sofort ins könig-

---

4   Zur Geschichte der Berliner Hofapotheke vgl. insbesondere Guido Jüttner: Wegbereiter der akademischen Apotheker-Ausbildung: Das Collegium medico-chirurgicum (1724–1809) und die Hofapotheker des Berliner Stadtschlosses. In: Pharmazie in Berlin. Historische und aktuelle Aspekte. Hrsg. von Peter Dilg. Berlin 2003 (Stätten pharmazeutischer Praxis, Lehre und Forschung, 2). S. 9–23.
5   Vgl. dazu Christoph Friedrich: Vorhang auf für musizierende Apotheker. In: Pharmazeutische Zeitung 145 (2000), 3995–4002, hier 3995.
6   Alfred Exner: Der Hofapotheker Caspar Neumann (1683–1737). Ein Beitrag zur Geschichte des ersten pharmazeutischen Lehrers am Collegium medico-chirurgicum in Berlin. Nat.wiss. Diss. Berlin 1938. S. 13.
7   Neumann war zugleich für das Apothekenwesen in allen Königlichen Provinzen verantwortlich.
8   Lehmann [wie Anm. 2].
9   Zur Biographie Beurers siehe Karlheinz Bartels: Beurer, Johann Ambrosius. In: Deutsche Apotheker-Biographie. Bd. 1. Hrsg. von Wolfgang-Hagen Hein u. Holm-Dietmar Schwarz. Stuttgart 1975 (Veröffentlichungen der Internationalen Gesellschaft für Geschichte der Pharmazie, N. F., 43). S. 50f.

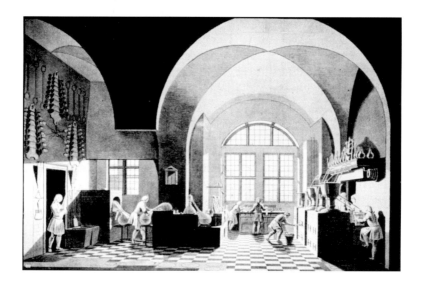

Abb. 2: Laboratorium der Königlichen Hofapotheke im Berliner Schloss

liche Labor geführt. Da ich anfangs zu seinen Kostgängern gehörte, blieb ich tagsüber in der königlichen Hofapotheke und verbrachte die restliche Zeit mit einem Mann von tadelloser Treue, Herrn Apotheker Schenk aus Berlin, dessen wahrhaft väterliche Liebe, die er mir erwies, ich nicht genug preisen, geschweige denn mit würdigem Dank vergelten kann. Meine erste Arbeit im königlichen Laboratorium war die Reinigung von festem Alkalisalz, dann die Herstellung verschiedener Mischungen und Umsetzungen mit pflanzlichen und mineralischen Säuren. Ähnliche Versuche mußte ich mit flüchtigem Alkali und gewissen alkalischen Erden vornehmen, eine Aufgabe, die verschiedene Metallsalze ergab. So wurde ich beauftragt, die Experimente durchzuführen, die mein ausgezeichneter Lehrer in seinen öffentlichen Vorlesungen zur Erläuterung des zu untersuchenden Stoffs zeigen wollte. Diese Versuche mußten alle nach seiner Anweisung gemacht, in seiner Abwesenheit durchdacht, vor ihm wiederholt, mit vielseitigen Überlegungen erklärt und mit Beweisen, die einer gegenteiligen Behauptung standhielten, gestützt werden.«[10]

10 Zitiert nach Heinz Gossmann: Das Collegium Pharmaceuticum Norimbergense und sein Einfluss auf das Nürnbergische Medizinalwesen. Frankfurt am Main 1966 (Quellen und Studien zur Geschichte der Pharmazie, 9). S. 190f.

Wie Beurer berichtet, gab es in der Hofapotheke offenbar fließende Übergänge zwischen Lehre und Forschung, so dass die ›studiosi pharmaciae‹ in Neumanns Forschungen einbezogen waren. Dies war nur deshalb möglich, weil sich die Studenten zuvor – im Unterschied zu heute – in einer vieljährigen Apothekentätigkeit bereits beträchtliche praktische Fertigkeiten angeeignet hatten.

Neben den ordentlichen Mitgliedern des ›Collegiums‹, die im Vorlesungskatalog aufgeführt sind, unterrichteten auch Privatdozenten wie Martin Heinrich Klaproth (1743–1817).[11] Von den fünf Vertretern der Chemie am ›Collegium medico-chirurgicum‹, die Lehmann aufführt, zählten drei zu den führenden Fachvertretern. Neben Neumann als ›Professor chymiae practicae‹ vertrat Johann Heinrich Pott (1692–1777) die theoretische Chemie und übernahm nach Neumanns Tod bis 1754 allein den chemischen Unterricht.[12] Pott lehrte wie Neumann die Chemie auf der Basis der von Georg Ernst Stahl (1659–1737) begründeten Phlogistontheorie. 1790 avancierte Sigismund Friedrich Hermbstaedt (1760–1833), der großen Anteil an der Durchsetzung der Lavoisier'schen Lehre in Deutschland hatte, zum Verwalter der Hofapotheke und Professor der Chemie am ›Collegium medico-chirurgicum‹.[13]

Neumanns gedruckte ›Collegia‹ erlauben einen Einblick in seine Lehrmethode. So erklärte er Namen und Herkunft der Drogen, Gewinnung, Handelssorten, Verfälschung, Anwendung sowie Methoden der pflanzenanalytischen Untersuchung, bediente sich einer »natürlichen urwüchsigen Ausdrucksweise« und scheute sich nicht, seine eigene

11 Lehmann [wie Anm. 2], 20. Zur Biographie Klaproths vgl. Georg Edmund Dann: Martin Heinrich Klaproth (1743–1817). Ein deutscher Apotheker und Chemiker. Sein Weg und seine Leistung. Berlin 1958.
12 Der in Halberstadt geborene Pott hatte an der Universität Halle zunächst Theologie studiert, wandte sich jedoch bald der Medizin zu. Unter dem Einfluss von Stahl befasste er sich besonders mit Chemie. 1716 wurde er promoviert und wechselte nach Berlin, wo er 1724 Professor am ›Collegium medicochirurgicum‹ sowie Mitglied der Akademie der Wissenschaften wurde. Nach Neumanns Tod leitete er kurze Zeit kommissarisch die Hofapotheke; vgl. dazu Lehmann [wie Anm. 2]; sowie auch Stürzbecher [wie Anm. 3].
13 Zur Biographie Hermbstaedts vgl. Christoph Friedrich / Christoph Schümann: Der Apotheker Sigismund Friedrich Hermbstaedt (1760–1833). Teil 1: Ein Beitrag zu seiner Biographie. In: Pharmazeutische Zeitung Wissenschaft 135 (1990), 259–266.

Meinung vorzutragen, wobei auch Spott über irrige Anschauungen und lustige Geschichten der Illustration dienten.[14] Pott bot 1732 einen Kommentar zum ›Dispensatorium borussico-brandenburgicum‹. Hermbstaedt hielt seine Vorlesungen nach seinem ›Systematischen Grundriss der Allgemeinen Experimentalchemie‹. Während er noch 1791 die Stahl'sche und Lavoisier'sche Lehre nebeneinander vorstellte, bekannte er sich kurze Zeit später ganz zur antiphlogistischen Chemie.[15]

Die Botanik und ›Materia medica‹ wurden zunächst von den Medizinern Michael Matthias Ludolff (1705–1756) und Johann Gottlieb Gleditsch (1714–1786) und schließlich von Apotheker Carl Ludwig Willdenow (1765–1812) vertreten. Über Gleditschs botanische Exkursionen berichtet Willdenow:

> »Die botanischen Wanderungen, welche er wöchentlich anstellte, waren sehr unterhaltend, er suchte seine Schüler immer auf den Nutzen der Gewächse und auf ihre rechten Unterscheidungskennzeichen aufmerksam zu machen; selten kam man ohne eine Menge Beobachtungen von ihm gehört zu haben, nach Hause. Bisweilen erstreckten sich seine botanischen Reisen, die er in Gesellschaft seiner Schüler unternahm, auf acht bis zehn Meilen.«[16]

›Apotheker zweiter Klasse‹

Wie das ›Allgemeine und neu geschärffte Medicinal-Edict‹ von 1725 auswies, war die Prüfung vor dem Obercollegium und der dazu erforderliche Kursus im ›Collegium medico-chirurgicum‹ nur für die so genannten ›Apotheker erster Klasse‹, d. h. jene Pharmazeuten, die »sich in Unsern Residentzien, und in andern grossen und kleinen Städten der Churmark niederlassen, und eine Officin annehmen wollen«, vorgesehen. Bezüglich der ›Apotheker zweiter Klasse‹ hieß es:

> »Die Apotheker in Dero Provintzien, werden von denen bestellten Provincial Collegiis medicis tentiret und examiniret, von welchem Examine gedachtes Provinzial-Collegium an Unser Ober-Collegium Medicum hierselbst

---

14 Lehmann [wie Anm. 2], 69.
15 Vgl. dazu Christoph Friedrich / Christoph Schümann: Der Apotheker Sigismund Friedrich Hermbstaedt (1760–1833). Teil 2: Das wissenschaftlich Werk. In: Pharmazeutische Zeitung Wissenschaft 136 (1991), 41–48.
16 Lehmann [wie Anm. 2], 53.

aufrichtig Bericht abzustatten, und darauf entweder die Approbation oder Verwerfung zu erwarten hat.«[17]

Demzufolge gab es in Preußen zwei qualitativ unterschiedliche Apothekerausbildungen. Während die ›Apotheker erster Klasse‹, wie bereits ausgeführt, Vorlesungen und praktische Übungen im ›Collegium medico-chirurgicum‹ bzw. in der Hof-Apotheke absolvieren mussten, fehlten solche konkreten Festlegungen für den ›Apotheker zweiter Klasse‹. Hier hieß es lediglich, dass das Examen vor den Provincial-Collegien abzulegen sei. Jedoch hatte das Ober-Collegium die Aufsicht über die Prüfungen der ›Apotheker zweiter Klasse‹, so dass dadurch gewisse Qualitätsstandards gesichert werden konnten.

Aus den Quellen geht nicht hervor, warum man eine Einteilung in zwei Klassen von Apothekern vornahm und weshalb nur die Apotheker in den großen Städten ihre Ausbildung in Berlin absolvieren mussten. Da Preußen ein Flächenstaat von beträchtlicher Ausdehnung war, dürfte es jedoch für Gehilfen aus kleinen Provinzapotheken mit nur geringen Einnahmen schwerlich zu bewerkstelligen gewesen sein, sich für mehrere Monate in Berlin aufzuhalten. Zudem hätte wohl auch die Verpflichtung, alle Apotheker Preußens in den Räumen des ›Collegium medico-chirurgicum‹ sowie der Hof-Apotheke ausbilden zu wollen, deren Kapazitäten beträchtlich überfordert. Dass die Gliederung in zwei Klassen von Apothekern im Übrigen zu jener Zeit nicht als unüblich und diskriminierend empfunden wurde, zeigt schließlich auch die 1803 erfolgte Übernahme dieses Systems in Frankreich.[18]

Insbesondere in den Universitätsstädten wurden häufig Professoren der Medizin, vornehmlich diejenigen, die Chemie und ›Materia medica‹ vertraten, als Prüfer der Provincial-Collegien bestellt. Dies führte dazu, dass Apothekengehilfen die Vorlesungen ihrer Examinatoren besuchten, wie dies die Matrikeln der Universitäten ausweisen.[19]

Eine Quellenpublikation aus dem Jahr 1935 erlaubt einen Einblick in ein »Examen Pharmaceuticum anno domini 1736« in Magdeburg. Der Kommission gehörten der ›Ober Landphysicus‹ im Fürstentum

---

17 Lehmann [wie Anm. 2], 14; vgl. auch Stürzbecher [wie Anm. 3], 1097.
18 Dieckmann [wie Anm. 3], 41–44.
19 Vgl. etwa Christoph Friedrich / Herbert Langer / Hans-Joachim Seidlein: Christian Ehrenfried von Weigel – seine Bedeutung für die Entwicklung der Pharmazeutischen Wissenschaft. Teil 2: Christian Ehrenfried von Weigel als Hochschullehrer. In: Die Pharmazie 37 (1982), 446–450.

Halberstadt, ein weiterer Mediziner und ein Apotheker namens Sandtrock an. Das Prüfungsprotokoll für Johann Friedrich Möller spiegelt die Normierung, die das Examen inzwischen erfahren hatte, wider. Die Fragen – auch die Antworten sind protokolliert – betreffen sowohl die Zuordnung der Arzneistoffe, so beispielsweise: »Ist der Camphor auch ein Salz? Was ist der Alaun?«, als auch die Zusammensetzung von Arzneikörpern, beispielsweise: »Woraus besteht antimonium crudum?« Im Mittelpunkt der Prüfung stand jedoch die Herstellung der Präparata: »Wie wird tataras nitratus gemacht?« Schließlich gab es auch Fragen, die direkt die Arzneimitteltherapie betrafen: »Ob man in Friesel oder Fleckfieber darf Ader lassen. Wo vomitoria oder purgantia geben oder benzoardia volatilia spirituosa?«[20]

Die weitere Normierung der Ausbildung

In einem ›Reglement, wie es künftig mit der Prüfung der angehenden Ärzte, Wundärzte und Apotheker gehalten werden soll‹, wurden 1798 die Prüfungsbedingungen für ›Apotheker erster Klasse‹ weiter spezifiziert. Danach waren zwei Aufgaben aus der ›Materia medica‹ theoretisch und praktisch zu lösen, wobei die letztere in der Hof-Apotheke unter Aufsicht des Professors für Pharmazie und Chemie absolviert werden sollte. Außerdem musste dort ein Präparat ›ex tempore‹ hergestellt sowie eine mündliche Prüfung in Botanik und Chemie abgelegt werden.[21]

Die ›Revidierte Apothekerordnung von 1801‹ bestimmte die Länge der Lehrzeit, die bei Nachlass eines halben Jahres nie weniger als vier Jahre betragen durfte. Bei Antritt der Lehre musste der Anwärter mindestens 14 Jahre alt sein sowie Lateinkenntnisse und eine gute Handschrift nachweisen. Die Lehrzeit schloss mit einer Prüfung durch den Physicus des Ortes im Beisein des Lehrherrn ab. Die Gesellenjahre, nun als Servierzeit bezeichnet, wurden auf fünf beschränkt, jedoch konnte bei nachweislichen Vorlesungen »in Berlin oder auf Akademien« und einem »gute[n] Zeugnisse der Lehrer« darüber das

---

20 H. Alpers: Examen pharmaceuticum anno domini 1796. In: Deutsche Apotheker-Zeitung 50 (1935), 1202–1204.
21 Dieckmann [wie Anm. 3], 45.

Ober-Collegium dem Kandidaten zwei Jahre der Servierzeit erlassen.[22]

Das ›Reglement für die Staatsprüfung der Medicinal-Personen vom 1. December 1825‹ bekräftigte dies noch einmal ausdrücklich, indem festgelegt wurde, dass die angehenden Apotheker »entweder fünf Jahre als Gehülfe gedient, oder wenigstens drei volle Jahre als Gehülfe servirt, und nach vollständiger Beendigung dieser Dienstzeit durch volle zwei Semester dem ausschließlichen akademischen Studium über Botanik, Chemie, Physik, Pharmacie und Pharmacologie fleissig obgelegen haben«[23] mussten.

Der Plan Johann Bartholomäus Trommsdorffs (1770–1837) sowie des Mediziners Johann Jacob Bernhardi (1774–1850) nach der Schließung der Universität Erfurt 1816 ein staatliches pharmazeutisch-chirurgisches Institut einzurichten, scheiterte hingegen auf Grund eines negativen Gutachtens des ›Medizinal-collegiums Magdeburg‹ und weil das Ministerium der geistlichen, Unterrichts- und Medizinalangelegenheiten nicht davon überzeugt war, »dass die Errichtung eines pharmaceutischen Instituts für Lehrlinge der Apothekerkunst auf staatliche Kosten, zum besonderen Nutzen seyn wird«[24].

1823 wurde jedoch die Ausbildung an Trommsdorffs Privatinstitut dem Universitätsstudium gleichgestellt, wie es in einem Schreiben der Königlichen Regierung zu Erfurt vom 2. August 1823 heißt:

> »Das königliche Ministerium der Medicinalangelegenheiten hat von dem hier befindlichen pharmaceutisch-chemischen Institut des Herrn Hofraths Trommsdorff zur Bildung junger Apotheker nähere Kenntniß genommen, und nicht nur über die sehr zweckmäßige Einrichtung desselben sein besonderes Wohlgefallen zu erkennen gegeben, sondern auch bestimmt, daß diejenigen Apothekergehilfen, welche in diesem Institut einen vollständigen Cursus gemacht haben, und darüber das erforderliche Zeugniß beibringen, einen Erlaß von ein bis zwei Jahren von der gesetzlich bestimmten Servirzeit erhalten sollen, in gleicher Art, wie solches im § 20 des ersten Titels der Apothekerordnung für diejenigen Apothekergehilfen bestimmt ist, welche in

---

22 Dieckmann [wie Anm. 3], 46.
23 Berthold Beyerlein: Pharmazie als Hochschuldisziplin. Die Entwicklung der Pharmazie zur Hochschuldisziplin. Ein Beitrag zur Universitäts- und Sozialgeschichte. Stuttgart 1991 (Quellen und Studien zur Geschichte der Pharmazie, 59). S. 169.
24 Das Ministerium empfahl stattdessen den Besuch der pharmazeutischen Privatinstitute; vgl. Beyerlein [wie Anm. 22], 106.

Berlin oder auf Universitäten Gelegenheit gehabt haben, Vorlesungen über die Apothekerwissenschaft zu hören.«[25]

Ein Reglement von 1825 legte ferner minutiös die Examensanforderungen für ›Apotheker erster und zweiter Klasse‹ fest. Letztere hatten zwei Aufgaben über »Gegenstände der practischen Pharmacie« schriftlich zu lösen, zwei komplizierte Arzneizubereitungen sowie zwei Präparate anzufertigen sowie zwei Untersuchungen »absichtlich verunreinigter oder vergifteter Substanzen unter schriftlicher Angabe der beobachteten Methode« zu lösen. Die mündliche Prüfung betraf »alle Gegenstände des practischen Wissens des Apothekers«, also Warenkunde, Toxikologie, pharmazeutische Chemie, Botanik und Gesetzeskunde.

Demgegenüber musste der Prüfling für das ›Apothekerexamen erster Klasse‹ mehrere Stellen aus der preußischen Pharmakopöe mündlich erläutern, eine botanische oder chemisch-pharmazeutische Aufgabe sowie einen gerichtlich-chemischen Bericht schriftlich beantworten. Ferner waren zwei pharmazeutisch-chemische Themen vornehmlich aus der analytischen Chemie zu bearbeiten sowie zwei chemisch-pharmazeutische Präparate, eine gerichtlich-chemische und toxikologische Analyse und »einige schwer zu bereitende Arzneiformeln ex tempore zu bereiten«. Außerdem wurden frische oder getrocknete offizinelle Pflanzen vorgelegt sowie auch eine Reihe von Roharzneien, die hinsichtlich Abstammung, Verfälschung und pharmazeutischer Anwendung zu erläutern waren. Schließlich musste der Prüfling Bestandteile, Prüfungsmethoden, Verfälschungen und Aufbewahrungsvorschriften mehrerer chemischer Präparate erläutern und ein mündliches Schlussexamen in den Fächern Chemie, Physik und Naturgeschichte sowie Gesetzeskunde bestehen.[26]

Einen Einblick in die Prüfung des Berliner ›Collegium medicochirurgicum‹ bietet das Tagebuch des späteren Coburger Hofapothe-

---

25 Horst Rudolf Abe: Zur Geschichte des »Chemisch-physikalisch-pharmazeutischen Instituts« von Johann Bartholomäus Trommsdorff in Erfurt (1795–1828), der ersten modernen chemisch-pharmazeutischen Lehranstalt auf deutschem Boden. In: Beiträge zur Geschichte der Universität Erfurt (1392–1816) 16 (1971/72), 217–244, hier 230.
26 Dieckmann [wie Anm. 3], 46f.; zu den pharmazeutischen Examina vgl. auch Gunar-Werner Schwarz: Zur Entwicklung des Apothekerberufs und der Ausbildung des Apothekers vom Mittelalter bis zur Gegenwart. Nat. wiss. Diss. Frankfurt am Main 1976.

kers Elias Christian Friedrich Löhlein (1796–1871) (Abb. 3), der 1827 nach Berlin reiste, um hier Vorlesungen, u. a. bei Heinrich Friedrich Link (1767–1851) und Heinrich Rose (1795–1864), zu hören und das ›Apothekerexamen erster Klasse‹ abzulegen. Löhlein berichtet:

> »Montag, d. 16. July stand ich um 6 Uhr auf und ging um 8 zu Hn Geheimen Rath Hermbstädt, welcher mir schon mit der mir äußerst erfreulichen Nachricht entgegen kam, daß der morgende Tag zum Tentamen bestimmt sei.«

Am nächsten Tag begab er sich mit seinen zwei Mitprüflingen in die Hofapotheke:

> »Wir wurden oben hinauf in ein besonders dazu eingerichtetes Zimmer geführt, wo Herr Geh. Rath Professor Dr. Hermbstädt, Herr Professor Rose, Herr Medizinal Rath Professor Bergemann schon zugegen waren; bald darauf kam auch Herr Medizinalrath Staberoh. Wir setzten uns nun sämtlich an einen großen runden Tisch, und Medizinalrat Bergemann führte das Protokoll. Nachdem wir noch einmal nach Nahmen und Alter gefragt waren, begann das Tentamen. Zuerst mußte Becker aus der Pharmakopoe übersetzen, da wir nach dem Alphabet gesetzt waren. Dann kam die Reihe an mich. Ich bekam von Rose (der die Übersetzung aufgab) unter den Simplicibus Amygdalae und unter den Compositis Bismuthum nitricum; dann kam es an Schultze.
>
> Es bekam nun jeder von uns 3 Bogen Papier. Hierauf ließ Bergemann aus einer der 3 Urnen, die auf dem Tische standen, der Reihe nach eine Nummer für die pharmazeutisch botanische Frage ziehen, ich zog Nr. 8. Bergemann schlug nun ein großes Buch auf und diktierte mir die Fragen: ›Welche Pflanze liefert die officinelle Hb. Nicotiana? In welche Claße und Ordnung gehört sie, und welches sind ihre botanischen Kennzeichen? Hat das Geschlecht noch mehrere Species, und wodurch unterscheiden sie sich, und wie heißen sie? Durch welche chemischen Bestandteile zeichnet sich dieses vorzüglich aus?‹ Dann kam eine 2te Urne daran für die Pharmazeutisch chemischen Fragen; ich zog Nr. 26, welche die Fragen enthielt: ›auf welche Weise wird die Citronensäure aus dem Citronensaft hergestellt, wie chrystallisiert sie? Wie unterscheidet sich die Weinsteinsäure von der Citronensäure und von allen anderen organischen Säuren? Welche Salze, die Citronensäure enthalten, sind offizinell, und wie werden sie bereitet?‹ Dann kam die 3te Urne dran, die die Nummern für die gerichtlich medizinischen Fragen enthielt. Ich zog Nr. 16 und erhielt die Aufgabe: ›Ein Chemiker verschluckte muthmaßlich als ein unschädliches Salz Kali arsenicum und starb kurz nachher. Ein Königliches Stadtgericht trägt mir nun auf, den überschickten Magen nebst Contentis zu untersuchen, über den Befund der Sache sowie über die Art der Untersuchung Bericht zu erstatten.‹ – Die Herren baten uns nun, uns ganz voneinander entfernt zu setzen, unterhielten sich noch einige Zeit mit uns, gaben uns den Herrn HofApotheker zur Aufsicht und empfahlen sich. […] Wir saßen nun,

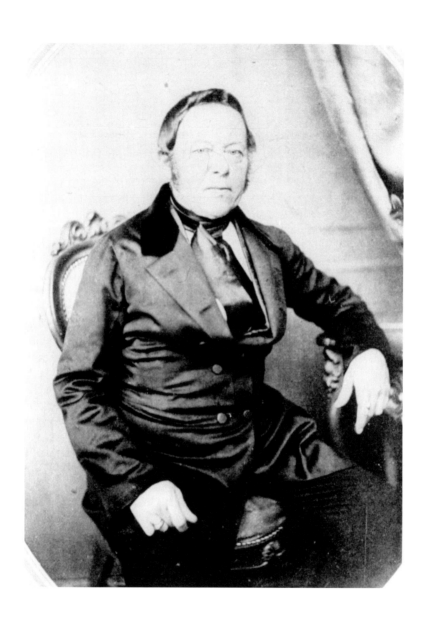

Abb. 3: Der Coburger Hofapotheker Elias Christian Friedrich Löhlein (1796–1871)

ohne uns zu rühren, bis ohngefähr ½ 3 Uhr, wo wir sämtlich mit unseren Arbeiten fertig waren.«[27]

Universitätsstudium

Neben der Ausbildung am ›Collegium Medico-chirurgicum‹ in Berlin nutzten Apothekergehilfen auch die Möglichkeit, an den Universitäten Lehrveranstaltungen zu belegen. Nach 1810 war dies zusätzlich an der neu eröffneten Universität Berlin möglich, an der mit Martin Heinrich Klaproth und Sigismund Friedrich Hermbstaedt und ab 1822 auch mit Heinrich Rose drei bedeutende, aus dem Apothekerberuf hervorgegangene akademische Lehrer Chemie und Pharmazie vertraten. Obwohl die meisten Apothekergehilfen auf Grund des fehlenden Abiturs als nicht immatrikulationsfähig galten, gestatteten in Berlin spezielle ministerielle Verfügungen 1826 und 1827 den Besuch der Vorlesungen ohne »vorgängige Immatrikulation«. 1829 verkündete das Kultusministerium seinen Entschluss, »das Studium derjenigen jungen Leute, welche sich der Chirurgie oder Pharmacie widmen wollen, und nach den bestehenden Gesetzen nicht zur Immatrikulation bei der hiesigen Königl. Universität zugelassen werden können, einer besonderen Direktion anzuvertrauen«[28].

Während der akademische Senat der Berliner Universität befürchtete, dass diese immaturen Studenten den »wissenschaftlichen Maasstab der Vorlesungen leicht herabdrücken«, verwies Johann Nepomuk Rust (1775–1840), Ordinarius der Medizin, Obermedizinalrat und Mitglied der Medizinalabteilung im Kultusministerium, auf die Tradition der sowohl in Berlin als auch an anderen preußischen Universitäten bereits frei studierenden Pharmazeuten. Nach Rusts Meinung sollte gerade die Studiendirektion verhindern, dass Pharmazeuten »wild hinein Collegia hören, ohne zu wissen, was ihnen zur Erreichung ihres

---

27 Rudolf Priesner / F. Schilling (Hrsgg.): Ein Coburger Landessohn legt in der Berliner Hofapotheke sein Examen ab. Aufzeichnung des Coburger Hofapothekers Christian Löhlein über seine Berliner Eindrücke, Studien und Prüfungstage im Sommer 1827. In: Jahrbuch der Coburger Landesstiftung 1971, 183–218, hier 196f.

28 Manfred Stürzbecher: Beitrag zur Geschichte der Pharmazeutischen Ausbildung an der Universität Berlin. In: Die Pharmazie 13 (1958), 725–732, hier 728.

Zweckes frommt«, und sie statt dessen »sittlich und wissenschaftlich disziplinieren.«[29] Der Ordinarius für Botanik Heinrich Friedrich Link (Abb. 4) hob die Zweckmäßigkeit einer pharmazeutischen Studiendirektion hervor und bestritt, dass es sich bei den Pharmazeuten um »ganz ungebildete Menschen« handele, da »viele der vorzüglichsten Chemisten und Botaniker in Deutschland« Apotheker seien.

Auf der Grundlage der am 22. Mai 1829 ergangenen ›Instruction für das chirurgische und pharmaceutische Studium an der Universität Berlin‹ wurde eine pharmazeutische Studiendirektion begründet und Rust als ihr Leiter berufen. Ein detaillierter Studienplan schrieb »Botanick nebst Excursionen, Experimentalphysik, Chemie und chemisch-analytische Übungen, Pharmacie mit Beziehung auf die Landes-Pharmacopoe durch Experimente erläutert, Pharmacologie und Toxicologie« vor. Den ›Apothekern erster Klasse‹ wurde ferner noch ein Kollegium der Naturgeschichte, wenigstens über Mineralogie, empfohlen. Die Studienzeit betrug zwei Semester.

Die von Irene Lauterbach im Rahmen ihrer Dissertation ausgewerteten Briefe Hermann Trommsdorffs (1811–1884) an seinen Vater erlauben einen Einblick in das damalige Studium. Hermann belegte folgende Collegia:

> »Chemie bei Mitscherlich täglich von 11–12 […]; qualitative Analyse bei H. Rose, Montags und Donnerstags von 10–11 […]; Physik bei Schubarth, 8 Stunden wöchentlich, Nachmittags […], Botanik bei Link, 6mal wöchentlich von 7–8 […], mit der er zugleich Naturgeschichte (5mal wöchentlich 8–9), verbindet; Technologie bei Magnus, täglich von 12–1 (mit Excursionen in die Fabriken) […].«

Einige Vorlesungen beschrieb er näher:

> »Von besonderem Interesse ist mir das chemische Collegium Mitscherlich's. So wie sein Vortrag durch die seinen eigenthümlichen Gang auszeichnende Klarheit der Darstellung, verbunden mit der bekannten Eleganz seiner Experimente, für den Laien höchst ansprechend ist, so ist er es dem Chemiker vom Fach noch mehr durch die geistreiche Auffassung und Beleuchtung des Stoffs und seiner vielfachen Verkettung mit den anderen Naturwissenschaften. Er entwickelt dabei eine Fülle scharfsinniger, neuer Ideen, die wiederum, weiter verfolgt, auf grosse, allgemein gültige Naturgesetze führen müssen, so dass er

---

29 Beyerlein [wie Anm. 22], 172.

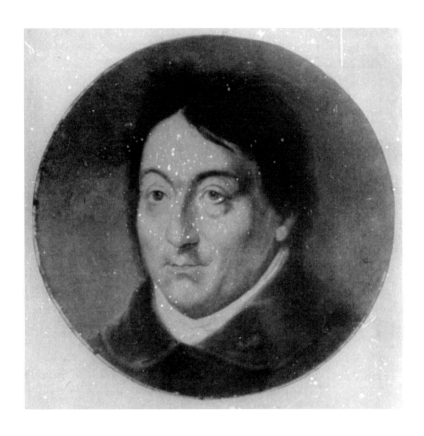

Abb. 4: Der Apotheker und Botaniker Heinrich Friedrich Link (1767–1851)

dem forschenden Chemiker einen unerschöpflichen Stoff zum Nachdenken und Arbeiten aufschließt.«[30]

Minutiös schildert Hermann Trommsdorff schließlich sein Examen.

Auch an den anderen preußischen Universitäten studierten Pharmazeuten, so beispielsweise in Breslau. Da die Staatsprüfung zum ›Apotheker erster Klasse‹ jedoch nach wie vor nur in Berlin abzulegen war, besuchten überwiegend diejenigen Pharmazeuten die dortige Universität, die vor dem dortigen ›Provinzial-Collegium medicum et sanitatis‹ die Prüfung zum ›Apotheker zweiter Klasse‹ ablegen wollten. 1854 gelang es Heinrich Robert Göppert (1800–1884) mit Reskript vom 22. September 1854 eine »delegierte Examinationskommission« unter seinem Vorsitz einzurichten, die bis 1873 931 Pharmaziestudenten examinierte. Dank der Berufung des Administrators der Breslauer Universitätsapotheke Adolf Ferdinad Duflos (1802–1889) zum zweiten Chemieprofessor konnte die Ausbildung der Pharmazeuten wesentlich verbessert werden. Unter Duflos entstand aus der Universitätsapotheke 1859 ein Institut für Angewandte Chemie als Ausbildungsstätte für Apotheker.[31]

Auf der Grundlage der 1864 in Preußen erlassenen ›Ausbildungsordnung für den Apothekerberuf‹ erfolgte auch an der pommerschen Universität Greifswald die Ausbildung der Pharmazeuten innerhalb des Direktorats für das pharmazeutische Studium. Die Universität Greifswald entwickelte sich seit Mitte der 1860er-Jahre unter dem Chemiker Heinrich Limpricht (1827–1907), der von dem zweiten Professor der Chemie, Hugo Schwanert (1828–1902), unterstützt wurde, zu einer Hochburg der Pharmazie.

Nachdem bereits durch Königliche Order vom 26. November bzw. durch ministerielle Circular-Verfügung vom 15. Dezember 1853 mit Wirkung ab dem 1. Januar 1854 der ›Apotheker zweiter Klasse‹ ab-

---

30 Irene R. Lauterbach: Christian Wilhelm Hermann Trommsdorff (1811–1884). Zu Leben und Werk eines pharmazeutischen Unternehmers. Stuttgart 2000 (Greifswalder Schriften zur Geschichte der Pharmazie und Sozialpharmazie, 2). S. 89f.
31 Rudolf Schmitz: Die deutschen Pharmazeutisch-Chemischen Hochschulinstitute. Ihre Entstehung und Entwicklung in Vergangenheit und Gegenwart. Ingelheim am Rhein 1969. S. 80.

geschafft worden war,[32] verfügte die Prüfungsordnung vom 5. März 1875 für das gesamte Deutsche Reich ein einheitliches dreisemestriges Studium.

Resümee

Das ›Allgemeine und neu geschärffte Medicinal-Edict‹ von 1725 schrieb erstmalig im deutschsprachigen Raum eine wissenschaftliche Apothekerausbildung vor, womit Preußen zum Initiator des Pharmaziestudiums wurde. Der Unterricht, der in den Räumen des ›Collegium medico-chirurgicum‹ im Marstall sowie in der Hofapotheke stattfand, die somit als früheste Institutionen der Apothekerausbildung in Deutschland gelten können, gliederte sich in Vorlesungen und praktische Übungen im Laboratorium. Diese Einheit von theoretischen und praktischen Unterweisungen bestimmt bis heute das Studium der Pharmazie und wurde in Preußen konzipiert, was in der Pharmaziegeschichtsschreibung bisher kaum Erwähnung fand.

Den Unterricht in der Hofapotheke und im ›Collegium medico-chirurgicum‹ übernahm mit Caspar Neumann ein Apotheker, so dass im Unterschied zu den Anfängen des pharmazeutischen Hochschulstudiums an Universitäten, wo zunächst überwiegend Medizin- und/oder Chemieprofessoren für die Apothekerausbildung verantwortlich zeichneten, der Bezug zur praktischen Pharmazie gesichert war.

Obwohl die Ausbildung zum ›Apotheker zweiter Klasse‹ dezentralisiert stattfand, wobei das Examen vor den jeweiligen Provinzkollegien abgelegt wurde, gab es in Preußen auch für diese Apotheker bestimmte Ausbildungsstandards. Die Regelungen für das Examen veranlassten einige von ihnen zum Besuch von Lehrveranstaltungen an den Universitäten.

Im 19. Jahrhundert nahm das Universitätsstudium für Apotheker in Preußen schließlich festere Formen an, nach der Abschaffung des ›Apothekers zweiter Klasse‹ wurde der Besuch von Universitäten endlich ein regulärer Bestandteil der pharmazeutischen Ausbildung.

---

32 Alfred Adlung / Georg Urdang: Grundriß der Geschichte der deutschen Pharmazie. Berlin 1935. S. 140.

Günter Bergmann, Wallgau

VON DEN ›BRANDENBURG-PREUSSISCHEN DISPENSATORIEN‹ ZUR ›PHARMACOPOEA BORUSSICA‹

Wenn man über Arzneibücher des 17. und 18. Jahrhunderts spricht, sollte klar sein, dass sie sich in einem ganz wesentlichen Punkt von unseren heutigen Arzneibüchern unterscheiden. Sie waren gesetzliche Werke, deren Hauptaufgabe im regulierenden Charakter lag. Die Gestaltung und Auswahl des Arzneischatzes war dabei lange Zeit sekundär und den mehr oder minder guten Kenntnissen der Verfasser überlassen. Das erklärt auch, warum der Arzneischatz oft vierzig bis sechzig Jahre hinter der allgemeinen Entwicklung zurückblieb. Diese Tendenz hat sich erst im 19. Jahrhundert mit der ›Pharmacopoea Borussica‹ entscheidend verbessert.

Die Kriege zu Beginn des 17. Jahrhunderts und in den darauf folgenden Jahren veränderten die Verwaltungsstrukturen in Deutschland. Die Loyalität gegenüber dem alten Reich ließ nach, kleine bis kleinste Verwaltungseinheiten, durch Erbrechte festgelegt, separierten sich. Die Macht der Stände, unter denen Adel, Geistlichkeit und in den Städten Angehörige der Ratsoligarchien vereinigt waren, wuchs. In Brandenburg-Preußen war dies besonders stark ausgeprägt, da hier das Haus Hohenzollern zu Beginn des 17. Jahrhunderts im Zuge dynastischen Erbrechtes Territorien hinzugewinnen konnte, die jedoch aufgrund ihrer unterschiedlichen Strukturen und unzusammenhängenden geographischen Lagen vorerst weiterhin selbstständig verwaltet wurden.[1] Friedrich Wilhelm, der Große Kurfürst, wusste, nur eine Konsolidierung der Macht, die Hinführung zu einem fürstlich-absolutistischen System konnte die Territorien vereinen. Er brachte die erstaunliche Gratwanderung fertig, die Stände aus ihren politischen Machtbefugnissen zu drängen, ohne jedoch ihre sozialen Stellungen in Frage zu stellen. Was sie an ständischem Mitspracherecht verloren, wurde durch ihre Monopolstellung in Offizierskorps und

---

1 Manfred Schlenke: Preußen-Plötz. Freiburg/Würzburg 1983. S. 16–18.

Verwaltung wieder ausgeglichen. Preußen blieb ein Adelsstaat. Mit seinem Beamtentum konnte eine zentralisiert ausgerichtete Wirtschafts-, Finanz- und Steuerpolitik verfolgt werden. Die Abkehr von der Personalunion des Patrimonialstaates und die Hinwendung zum einheitlichen Staat, zur Realunion, konnte vollzogen werden. Ehemals selbstständige Landesteile wurden zu untergeordneten Einheiten des Gesamtstaates, zu Provinzen. Selbst der einflussreiche ›Geheime Rat‹, das Beratungsorgan des Kurfürsten, unterlag einem langsamen Wandel hin zu einer ausführenden Verwaltungsbehörde.

Das Medizinalwesen in Brandenburg war im 17. Jahrhundert bis auf ein paar regional begrenzte städtische Ordnungen weitgehend ungeregelt. Der erste nachweisbare Versuch, eine gesetzliche Regelung medizinischer Belange zu erwirken, ging 1661 von den Leibärzten Christian Mentzel, Otto Botticher, Martinus Weise junior und senior, Thomas Panckow und Johann Elßholz aus. In einer Eingabe an den Kurfürsten versuchten sie, ihren Entwurf eines Medizinalediktes gesetzlich sanktionieren zu lassen. Der ›Geheime Rat‹ erhielt den Entwurf zur Bearbeitung.

Es gab dann in den Folgejahren auch zwei revidierte Entwürfe, zu einer Inkraftsetzung kam es jedoch nicht. Erst nach einem dritten und letztlich vierten aktenkundigen Entwurf wurde eine wiederum korrigierte Version schließlich 1685 gedruckt und als Edikt veröffentlicht.[2]

Was waren die Hintergründe?

Die Ärzte nannten in ihrem Schreiben als Grund für eine neue Medizinalverfassung, »dass in denen sachen der apotecker, balbirer, bader, steinschneider, hebammen usw […] eine große unordnung, nachlässigkeit, und allerley schädliche Irthümer im gantzen lande fürgehen […]«. Abhilfe ließe sich nicht anders schaffen als durch die »aufrichtung eines wohlbestälten Collegii Medici«[3]. Sie wollten mit dieser Eingabe ursprünglich eine neue Institution, eine Standesvertretung nach dem Vorbild der Zünfte, errichten, um die Privilegien ihrer Tätigkeiten und ihrer Stellung abzusichern. Die Entscheidung

---

2 Oliver Sander: Die Leibärzte des Großen Kurfürsten und die Entstehung des Brandenburgischen Medizinaledikts von 1685. In: Jahrbuch für Brandenburgische Landesgeschichte 48 (1997), 104–107.

3 Manfred Stürzbecher: Beiträge zur Berliner Medizingeschichte. Berlin 1966. S. 8.

des ›Geheimen Rates‹ ging weit darüber hinaus. Der Berufsstand wurde durch die Einbindung der Frankfurter Universität professionalisiert und durch einen Präsidenten aus dem ›Geheimen Rat‹ staatlich überwacht. Der Große Kurfürst hatte auch hier erreicht, das als Standesorganisation gedachte Collegium Medicum als Behörde zu installieren, ohne seine ärztlichen Privilegien jedoch allzu stark zu beschneiden.[4]

Das 1685 herausgegebene Medizinaledikt war noch in vielen Punkten unvollständig. Ein groß angelegtes gesundheitspolitisches Konzept stellt das Edikt jedoch nicht dar. Nicht die Sorge um eine durch Seuchen und Hunger gekennzeichnete Bevölkerung, sondern das Ringen um behördlichen Einfluss und standespolitische Besitzstandswahrung bestimmen seinen Inhalt.

Doch trotz vieler Unzulänglichkeiten fand das Edikt große Beachtung, war hier doch erstmalig zumindest der Versuch unternommen worden, das Gesundheitswesen eines Staates zu regeln.

Unter Friedrich III. wurde der Inhalt überarbeitet. Die neue ›Constitutio‹ von 1693 regelte jetzt in ausführlicher Form die Rechte und Pflichten der einzelnen Heilberufe untereinander. Die Apotheker hatten darin eine eigene Ordnung mit über 29 Paragraphen, eine Eidesformel und eine Medikamententaxe erhalten.

So wurde von ihnen verlangt, dass sie die in immer größerer Zahl aufkommenden chemischen Medikamente keinesfalls von Landstreichern und Laboranten kaufen sollten und »bis ein Dispensatorium herausgegeben/ und der Modus praeparandi darin determiniret worden/ sich des Modi praeparandi mit denen Medicis zu vergleichen […]«[5].

Und im folgenden Absatz heißt es:

> »Die Medicamenta Composita, so zum Gebrauch in den Apotheken aufbehalten werden/ sollen so lange nach dem Dispensatorio Augustano, und anderen approbirten Schrifften/ biß Unser Collegium ihr eigenes Dispensatorium herausgegeben hat/ zubereitet werden/ […]«[6].

Zwei Dinge waren wohl entscheidend für die erstmals von offizieller Seite erwähnte Herausgabe eines eigenen Dispensatoriums: Zum einen

4 Sander [wie Anm. 3], 108–111.
5 Christian Otto Mylius: Corpus constitutionum Marchicarum. Fünfter Teil. Berlin 1740. Vierte Abt., Sp. 17, Absatz 4 [S. 35].
6 Mylius [wie Anm. 5], Absatz 5f. [S. 35].

brauchte der Staat für seine zentralisiert ausgerichtete Kontroll- und Verwaltungsarbeit ein verbindliches Instrument, nach dem die Institution Apotheke und ihre Materialbestände, ihre Herstellungsarbeiten und ihr Personal regelmäßig überwacht werden konnten.

Zum anderen sollte die Herstellung der Medikamente nach gleich bleibender Vorschrift den Ärzten eine gewisse Sicherheit bei der zu erwartenden therapeutischen Wirkung geben. Bisher musste der ›modus praeparandi‹, die zugrunde liegende Herstellungsvorschrift, mühsam zwischen Arzt und Apotheker abgesprochen werden. Zu viele Manuale mit den unterschiedlichsten Medikamentenzusammensetzungen und -bereitungsarten waren im Umlauf.

Ein Problem dabei blieb die Bearbeitung. Die Obrigkeit war nur an dem regulierenden Charakter des Arzneibuches als eines Gesetzeswerkes interessiert. Über die gesetzliche Gestaltung wachte, wie im Edikt angekündigt, ein Staatsminister. Bis 1697 war dies Freiherr Christian Balthasar von Dankelmann (1643–1722)[7], ab 1698 Paul Freiherr von Fuchs (1640–1704)[8].

Die Bearbeitung des Arzneischatzes aber überließ man weitgehend den Mitgliedern des Medizinalkollegiums, also vorwiegend Hof- und Leibärzten, wie dem ersten Dekan Gahrliep van der Müllen († 1717), Christian Mentzel (1622–1701), seinem Sohn Johann Mentzel (1661–1718), Bartholomaeus Zorn (1639–1717), Maximilian Spener (1678–1714) sowie dem Assessor des Kollegiums, Martin Willich (1643–1697) u. a.[9] Sie alle waren mehr oder weniger Eklektiker und gute Praktiker, die ihren Erfahrungen entsprechend auf altbewährte Mittel, also auf einen vorwiegend noch humoralpathologisch-galenistisch geprägten Arzneischatz, zurückgriffen. Der Entwicklung chemiatrischer Arzneimittel standen sie noch sehr zurückhaltend gegenüber.

Am 12. Februar 1698 wurde das erste brandenburgische Arzneibuch herausgegeben mit dem (übersetzten) Titel: ›Dispensatorium Brandenburgicum, oder Vorschrift, wie gemäß in den Provinzen der

---

7 Freiherr von Dankelmann war Premierminister und Erzieher Friedrichs I.
8 Paul Freiherr von Fuchs war Geheimsekretär der Geheimen Staatskanzlei, Geheimer Rat und setzte die Gründung der Universität Halle durch.
9 Julius Pagel: Die Entwicklung der Medicin in Berlin von den ältesten Zeiten bis auf die Gegenwart. Wiesbaden 1897. S. 12.

Grafschaft Brandenburg Medikamente [...] zu bereiten sind [...] verfasst und veröffentlicht vom Collegium medicum‹

Das Titelblatt ziert ein interessanter Kupferstich: vor Ruinen windet sich eine Schlange um einen im Boden steckenden Pfeil, darüber die Überschrift »MATURANDUM« – es muss reifen; ein Hinweis auf das sich entwickelnde, aber noch unvollständige Medizinalwesen. Dem Titel vorgebunden ist ein großes gestochenes Frontispiz. Hier wird bereits eine Abweichung zu anderen Arzneibüchern deutlich. Während diese noch vorwiegend Figuren der alten Medizin wie Hippokrates, Paracelsus, Dioskorides und Galen sowie Darstellungen der drei Naturreiche brachten, ist dieses Titelblatt bereits klar durch den preußischen Absolutismus geprägt. Im Mittelpunkt stehen der jugendliche Kurfürst, angetan mit allen Insignien seines Amtes, vor ihm die beiden Töchter des Asklepios: Hygieia, die Göttin der Gesundheit, und Panakeia, die Allheilende. Dem ihm dargereichten Dispensatorium erteilt er huldvoll seinen Segen und gleichzeitig gesetzliche Autorität, verkörpert durch Justitia an seiner Seite. Sein Blick aber ist erhaben in die Ferne gerichtet, größeren Dingen zugewendet.

Wenn man sich die Mühe macht, die zumeist uninteressante Dedikation zu übersetzen, stößt man nach den üblichen Lobestiraden auf eine bemerkenswerte Aussage des Kollegiums gegenüber dem Kurfürsten:

»Mit der Constitutio medicinalis hast Du denjenigen die nicht ausgebildet sind in der wissenschaftlichen Kunst des Heilens und die anderen Schaden zufügen, oder tüchtige Ärzte bei ihrem Versuch zu helfen, stören, einen Riegel vorgelegt und gegen sie Gesetze erlassen [...].«[10]

»Dasselbe Ziel hat auch das Buch, das wir Dir mit höchster Ehrerbietung vorlegen, schließlich soll der Missbrauch – soweit bei den Apothekern beobachtet – beseitigt werden und es soll niemandem straflos erlaubt sein mit schädlichen Arzneien im Fleisch anderer Menschen zu wüten [...]«[11].

Unterwürfigst, die Ärzte des Kurfürstlichen Medizinalkollegiums. In der anschließenden ›Praefatio‹ heißt es weiter:

---

10 Dispensatorium Brandenburgicum. Berlin 1698. Dedikation, Satz 13 (gekürzt).
11 [Wie Anm. 10], Dedikation, Satz 14–16.

»Das Dispensatorium ist keine Novität. Alles ist schon einmal gesagt oder geschrieben worden. Es gibt bereits gute Arzneibücher in Augsburg, Nürnberg, Amsterdam und London«[12].

Warum trotzdem eine Neubearbeitung in Angriff genommen wurde, wird in den weiteren Sätzen dargelegt:

»Die Apotheker sind der Tatsache überführt, dass sich kaum zwei Apotheken finden lassen, in denen dieselbe Methode bei der Bereitung der Arzneien angewendet werde und das dadurch der Ruf der Ärzte und das Wohl der Kranken durch die Unsicherheit hinsichtlich der Wirksamkeit der Medikamente, preisgegeben werde. Deshalb musste man sich bemühen, eine verbindliche Leitlinie für das Herstellen der Arzneien vorzuschreiben und die Apotheker zur Einhaltung dieser Vorschriften durch Eid zu verpflichten. […] Erst dann kann sich der Arzt auf eine zuverlässige Wirkung seiner verordneten Arzneien verlassen.«[13]

Im nächsten Abschnitt wird auf die neue alphabetische Anordnung des Arzneischatzes eingegangen. Man bezieht sich dabei auf die Einteilung der Arzneimitteltaxe mit dem Argument:

»da sich diese Taxe nun schon in den Händen aller befindet, schien es angebracht, dieses Arzneibuch derselben anzupassen, um den Benutzer nicht durch eine andere Einteilung zu irritieren«.[14]

Auch die folgenden Sätze sind bemerkenswert:

»bei gut verträglichen und erprobten Spezereien wäre es nicht notwendig, ja fast lächerlich gewesen, sich bei Mengenangaben um Genauigkeit zu bemühen und allzu kleinlich auf halbe Skrupel oder gar wenige Körnchen einzugehen«.[15]

Und weiter zum Arzneischatz:

»Ziel und Anwendung (scopus et usus) der Arzneimittel stehen auch nicht mehr am Ende der Vorschriften […] die entsetzliche (Polypragmosyne) Vielgeschäftigkeit dieser Zeit hat es verhindert.«

»im Übrigen solle man es nicht übel nehmen, wenn nicht aller Abfall aus dem ›Augias Stall‹ beseitigt ist. Man solle sich nicht ärgern, wenn noch manches nach Hippokratischer oder Galenischer Methode riecht, aber gustus et apetitus,

---

12 [Wie Anm. 10], Praefatio Satz 1–3 (gekürzt).
13 [Wie Anm. 10], Praefatio Satz 12–14 (gekürzt).
14 [Wie Anm. 10], Praefatio Satz 15–18 (gekürzt).
15 [Wie Anm. 10], Praefatio Satz 21–22 (gekürzt).

Geschmack und Wünsche aller Ärzte und Kranken sind nicht gleich. Deshalb hat man in diesem Dispensatorium darauf hingearbeitet, dass dies den einen, jenes den anderen gefällt und nützt.«[16]

Unterschrieben: »Kurfürstliches Medizinalkollegium im Februar 1698«

Es folgt der gesamte Wortlaut des Medizinaledikts von 1685, daran anschließend die ›Constitutio medicinalis‹ von 1693 mit allen Anordnungen, dem Apothekereid, zwei Mandaten und einem Schlusswort des Kurfürsten Friedrich III. Unterzeichnet war alles vom Premierminister Dankelmann.

Als neu erwies sich jedoch die alphabetische Anordnung des Arzneischatzes des ›Dispensatoriums‹. Die bisher in offiziellen Arzneibüchern üblichen Klasseneinteilungen mit oft über 20 Hauptklassen und vielen unübersichtlichen Unterabteilungen waren durch eine einfache, durchgehende Anordnung ersetzt. Ebenso hat man, wie im Vorwort angekündigt, die in den älteren Arzneibüchern noch übliche Angabe über Gebrauch und Anwendung der Arzneimittel bewusst weggelassen. Mit einer ›nota nullitatis‹ wurden zudem weniger notwendige Mittel gekennzeichnet, zum Nutzen der armen Leute und zur Entlastung kleinerer Apotheken in der Provinz.

Im ›Dispensatorium‹ sind rund 1000 Arzneimittel aufgeführt, von denen die meisten (906) Composita sind. Den Hauptanteil machen dabei Vorschriften zur Darstellung von Galenicis aus. Sie tragen noch die Namen alter Autoren wie Avicenna, Razes, Nicolaus und Mesue, womit Adlung/Urdang[17] und Herbert Witchoreck[18] ein Gegenbeweis geliefert werden kann, die behaupten, dass diese Autoren nicht mehr vertreten seien. Allerdings finden sich auch bereits 90 Präparate, die Metalle bzw. Metallverbindungen enthalten, und somit auf Paracelsus und die Paracelsisten Croll, Ludovici, Quercetanus, Mynsicht und Sylvius zurückgehen.

Eine Beschreibung der pharmazeutischen Grundmaterialien erfolgt indessen nicht.

16 [Wie Anm. 10], Praefatio, Satz 23–30.
17 Alfred Adlung / Georg Urdang: Grundriß der Geschichte der Deutschen Pharmazie. Berlin 1935. S. 303.
18 Herbert Wietschoreck: Die pharmazeutisch-chemischen Produkte deutscher Apotheken im Zeitalter der Nachchemiatrie. Braunschweig 1962. S. 11.

In der brandenburgischen Arzneitaxe, dem ›Dispensatorium‹ hinten angehängt, zeigt sich ein anderes Bild. Unter den 2403 enthaltenen Mitteln nehmen die chemisch definierten Substanzen und Präparate bereits einen Anteil von gut 40 Prozent ein.[19] Somit bewegte sich die Taxe, nur geringfügig zeitlich versetzt, etwa auf gleichem Niveau der Arzneimittelentwicklung.

Mit der ersten Ausgabe des Brandenburgischen Dispensatoriums lag erstmals ein Buch mit den in dieser Zeit durchaus gebräuchlichen Rahmenvorschriften zur Arzneimittelherstellung vor. Es entsprach inhaltlich den üblichen Literaturarbeiten der Zeit, d. h. man griff auf einen bereits vorhandenen Arzneischatz aus anderen Werken zurück. Die Auswahl erfolgte nach dem empirischen Kenntnisstand in möglichst breitem Umfang, ohne dabei eine direkte Prüfung der Mittel auf Qualität und Wirkung durchzuführen.

Das Kollegium musste aber zumindest die Literatur sorgfältig auswählen und prüfen, enthielten doch die damaligen Manuale viele falsch abgeschriebene, fehlinterpretierte oder manipulierte Arzneimittelzusammensetzungen. Der Anteil der ausgewählten anorganischen Arzneimittel war mit nur 10 Prozent noch sehr gering. Das ist deshalb bemerkenswert, weil sich bereits seit Beginn des 17. Jahrhunderts, durch Paracelsus[20] eingeleitet, die Chemiatrie etabliert hatte. Paracelsisten wie Oswald Croll (1560–1609) und Jean Beguin (1550–1629) entwickelten spagyrische Arzneimittel, wie destillierte Öle, Metallsalze, Antimon- und Quecksilberverbindungen. In der darauf folgenden Epoche der Nachchemiatrie wurden die Hermetica den Galenica sogar gleichgestellt und in Arzneimitteln miteinander angewendet.

Dieses erste brandenburgische Arzneibuch war das von der Obrigkeit geforderte verbindliche Instrument zur Überwachung der Apotheken und ihres Personals für die gesamte Mark und alle Provinzen. Der eher als mittelmäßig zu bezeichnende Arzneischatz erwies sich indessen als austauschbar und spielte auf keinen Fall eine primäre Rolle.

Somit war das Arzneibuch ein Paradebeispiel für zentralisierende Gesetzesmaßnahmen zur Regelung und Überwachung des Gesundheitswesens in einem absolutistisch geprägten Staat.

---

19 Wietschoreck [wie Anm. 18], 59 u. 348.
20 Philippus Theophrastus Bombast von Hohenheim, genannt Paracelsus (1493–1541).

1701 wandelte sich das Kurfürstentum Brandenburg durch die Selbstkrönung Friedrichs III. in das Königreich Preußen. Neben glanzvoller Hofhaltung, die das Land fast in den Ruin führte, erlebten Kunst und Wissenschaft eine Blütezeit. So wurde in Berlin unter Gottfried Wilhelm Leibnitz (1646–1716) die Akademie der Wissenschaften gegründet, und in Halle entstand mit Philipp Jakob Spener (1635–1705), Christian Thomasius (1655–1728) und August Hermann Francke (1663–1727) eine neue religiöse Strömung, der Pietismus. Die unter diesem Einfluss neu gegründete Hallenser Universität wurde in der deutschen Frühaufklärung führend. Als sehr fruchtbar erwies sich ferner die Verbindung zwischen der Medizinischen Fakultät und Franckes Unterrichtsanstalten. Mit der Berufung von Friedrich Hoffmann d. J. (1660–1742) und Georg Ernst Stahl (1759–1837) nach Halle wurde der Weg zur Entwicklung einer rationalen Heilkunde geebnet.[21] So plädierte Hoffmann bereits für die Anwendung von Simplicia (einfache pflanzliche, tierische, mineralische oder chemische Mittel) anstelle der umfangreichen Composita. Das Zeitalter der Jatromechanik und Phlogistontheorie war angebrochen und entwickelte neue Therapiewege.[22]

1713 kam die zweite Ausgabe des ›Dispensatoriums‹ heraus. Noch zu Lebzeiten des ersten Königs entworfen, enthält sie sowohl eine vorangestellte Anordnung Friedrichs I. vom Dezember 1712 als auch ein Vorwort des Medizinalkollegiums an den bereits neuen König Friedrich Wilhelm I.

Das Arzneibuch erlitt das Schicksal, nicht einfach in einen Herrschaftswechsel, sondern in einen abrupten Systemwechsel des Absolutismus geraten zu sein. Vieles, was zu Zeiten Friedrichs I. galt, wurde durch den neuen König Friedrich Wilhelm I. radikal verändert. Mit soldatischer Härte setzte er die Zentralisierung der Staatsmacht für alle Landesteile durch und verwandelte Preußen in einen frühmodernen Einheitsstaat. Der höfisch-repräsentative Prunk wurde zurückgedrängt, die gegründeten Akademien nicht mehr gefördert. Es begann eine pragmatisch ausgerichtete, calvinistisch-pietistische Nüchternheit zu dominieren.

21 Michael Engel: Chemie im 18. Jahrhundert auf dem Wege zu einer internationalen Wissenschaft. Berlin 1984. S. 31–34.
22 Wolfgang Schneider: Geschichte der pharmazeutischen Chemie. Weinheim 1972. S. 132f.

So erscheint auch verständlich, dass auf dem Frontispiz der zweiten Ausgabe nicht mehr ein *König* in prunkvoller Umgebung huldvoll das Dispensatorium entgegen nimmt, sondern die *Göttin der Wissenschaften*, rechts das Zepter, links den Schlüssel der Weisheit haltend, im Vordergrund die Darstellung der drei Naturreiche und ein Ofen mit Kolben, der den wachsenden Einfluss der Chemie andeutet.

Trotz aller Weiterentwicklungen in den Naturwissenschaften hatte sich der Arzneischatz nur marginal verändert und blieb nach wie vor galenistisch-polypharmazeutisch geprägt. Das rechtfertigte man mit dem Sprichwort (übersetzt): »verkäuflichen Wein braucht man nicht mit Efeu zu schmücken [...]« und desweiteren »im Übrigen trägt es ja jetzt den Titel: Königlich-Kurfürstliches Arzneibuch von Preußen-Brandenburg. Schon dadurch strahlt sein Ruhm gewaltiger«[23].

Diese Ausgabe ist möglicherweise tatsächlich nur wegen ausgegangener Exemplare ohne große Überarbeitung neu aufgelegt worden, wie es auch im Vorwort bestätigt wird:

> »Da im Verlauf der Jahre die gedruckten Exemplare verkauft und aufgebraucht worden sind, Ausländer und Einheimische ständig nachfragen und die Buchhändler drängen, erfolgt also eine zweite Auflage.«[24]

Gefördert wurde unter dem Soldatenkönig Friedrich Wilhelm I. nur, was dem Staat diente: neben den Kameralwissenschaften vor allem das Medizinalwesen, denn es war nützlich für das Heer und für das Volk. Diese progressive Entwicklung führte 1725 zur Herausgabe eines neuen Medizinaleditktes und damit zu einer vollständigen Reorganisation der gesamten Medizin. Maßgebend daran beteiligt waren Georg Ernst Stahl, 1716 als Leibarzt nach Berlin berufen, und Johann Theodor Eller (1689–1760), 1724 ebenfalls Leibarzt und späterer Leiter der Charité in Berlin.

Das alte Medizinalkollegium wurde zum Ober-Medizinalkollegium erhoben und mit königlichem Insignien ausgestattet. Neben Leib- und Hofärzten wurden erstmalig auch Apotheker zu Mitgliedern ernannt, so z. B. der Hofapotheker Caspar Neumann (1683–1737).

Das Kollegium musste seine Ausgaben selbst finanzieren. Friedrich Wilhelm I. sprach ihm dafür die Einnahmen aus dem Druck der neuen

---

23 Dispensatorium Regium et Electorale Borusso-Brandenburgicum. Berlin 1713. Dedikation, Satz 12–13.
24 [Wie Anm. 22], Dedikation. Satz 12–13.

Medizinalordnung und eines neu verbesserten Dispensatoriums zu. Trotzdem kam es vorerst nicht zu einem Neudruck.

Es muss angenommen werden, dass die neue Generation der Mitglieder des Kollegiums dem veralteten, noch stark galenistisch geprägten Arzneischatz ablehnend gegenüberstand, aber den neuen therapeutischen Ideen gegenüber gleichfalls noch zurückhaltend reagierte. Ein beginnender Streit zwischen Friedrich Hoffmann und Georg Ernst Stahl über unterschiedliche therapeutische Systeme spaltete zudem die Ärzteschaft. So hatte Hoffmann anhand der Korpuskulartheorie ein mechanistisches System entwickelt, was ihm die Therapie mit einfach zusammengesetzten Composita, ja sogar bereits mit einzelnen Simplicia, ermöglichte.[25] Sein Studienfreund Stahl begründete indes ein vitalistisches Begriffssystem, dessen Wirken in der dynamischen Erhaltung der ›Oeconomia animalis‹ determiniert ist und das ihn in Gegensatz zu Hoffmann stellte.[26]

Mit seinem großen Einfluss in Berlin als Leibarzt des Königs und als Präsident des Kollegiums setzte Stahl sowohl sein System der ›Anima‹ als auch seine Phlogistontheorie durch und lehnte Hoffmanns mechanistische Denkweise ab.

Im Jahr 1731 erschien endlich die dritte Ausgabe des ›Dispensatoriums‹. Das Titelblatt ist in schönen Versalien gedruckt und trägt jetzt erstmals den Stempel des Ober-Medizinalkollegiums.

In der Einleitung heißt es:

»Es ist schon 18 Jahre her, seitdem das Dispensatorium zum letzten Mal im Druck erschienen ist. Die Verbreitung zahlreicher Exemplare hat gezeigt, dass dieses Buch lebhaften Beifall gefunden hat. Deshalb hat man schon vor fünf Jahren über eine Neuauflage nachgedacht, was auch beinahe gelungen wäre, wenn sich nicht schwerwiegende Hindernisse in den Weg gestellt hätten […]. Das neue Dispensatorium sollte bei der Herstellung der Arzneimittel strengere Maßstäbe setzen. Doch in wie viele Schwierigkeiten sind wir geraten. Natürlich hat die gewaltige Anzahl der Heilmittel, meistens unnütze Mixturen und wertlose Zusammensetzungen, die von unseren Vorfahren gleichsam wie deren Erbrecht auf uns gekommen sind, jede Hoffnung zerstört, unser Vorhaben zu verwirklichen […]. Wir haben zwar über einen neuen Corpus pharmaceuticum nachgedacht, aber ein großer Teil der Empiriker, die gerade an diese Medika-

---

25 Almut Lanz: Arzneimittel in der Therapie Friedrich Hoffmanns. Braunschweig 1995. S. 172–176.
26 Michael Engel: Chemie im 18. Jahrhundert auf dem Wege zu einer internationalen Wissenschaft. Berlin 1984. S. 39–46.

mente gewöhnt sind, würden völlig den Faden zu ihrer Praxis verlieren, wenn sie die alten Heilmittelzusammensetzungen in unseren Apotheken nicht mehr vorfänden. Deshalb glauben wir, daß man der Dummheit der Menschen etwas geben müsse und darum haben wir unser Dispensatorium fast unverändert wieder in Druck gegeben«.[27]

Aber es heißt auch weiter:

»wem in diesem Dispensatorium die Beschreibung der Herstellung einiger Präparate übertrieben kurz erscheint, der solle im Zwelffer[28] die ausführlichen Herstellungsvorschriften nachlesen«.

Und es wird ferner darauf hingewiesen,

»dass diese Ausgabe um verschiedenartige, bisher unveröffentlichte Medikamente, besonders des Archiaters (Erzartes / Leibarztes) Stahl, erweitert wurde. Deren Herstellung mag einigen einfach erscheinen, es ändert nichts an der Wirksamkeit des Heilmittels«[29].

Die Ausführungen dieses Vorwortes zeigen, welch schmalen Grat das Ober-Medizinalkollegium bei der Gestaltung des neuen Arzneischatzes gegangen ist. Man wollte einerseits den alten Empirikern mit ihren polypharmazeutischen Mitteln die Basis nicht entziehen, andererseits aber die Arzneimittel neuerer medizinischer Systeme und Theorien schon mitberücksichtigen.

So stellt sich der Arzneischatz folgendermaßen dar: Der größte Teil der alten Mittel ist nach wie vor vorhanden. Man findet immer noch 912 Composita mit bis zu 171 Bestandteilen pro Mittel, darunter magische Rezepturen für Amulette und Mittel der sogenannten ›Dreckapotheke‹ mit Krötenpulver, Hirnschale und Kuhfladen. Deren Herstellungsvorschriften hat man allerdings auf ein Mindestmaß reduziert; wer mehr wissen wollte, sollte im alten ›Zwelffer‹ nachlesen. Aber unter diesen Composita sind jetzt bereits fast 400 Vorschriften mit nur noch zwei bis fünf Bestandteilen.

Weitgehend neu aufgenommen wurden 289 so genannte ›Praeparata-Simplicia‹ mit nur einem Wirkbestandteil. Gegenüber den vorangegangenen Ausgaben lassen sich hier schon klare Ansätze zur

---

27 Dispensatorium Regium & Electorale Borusso-Brandenburgicum [...] Berlin 1731. Praefatio, S. 1–2.
28 Johann Zwelfer: Animadversiones in PHARMACOPOEIAM AUGUSTANAM. Nürnberg 1667.
29 [Wie Anm. 26], Praefatio, S. 1–2.

Verringerung der Polypharmazie in Richtung zum einfachen Arzneimittel erkennen.[30]

Diese Verringerung ist sicher auf die Aufstellung neuer pathologischer Systeme durch Stahl und Hoffmann zurückzuführen und muss daher als Folge bestimmter Verordnungsweisen verstanden werden. Das Arzneimittel in seiner therapeutischen Wirkung war aber immer noch sekundär, denn es wurde nach wie vor schematisierend und nicht individualisierend angewendet.

Anhand dieser nun doch deutlich erkennbaren Veränderungen kann man diese Ausgabe als das erste eigenständig entwickelte preußisch-brandenburgische Arzneibuch betrachten.

Als Friedrich Wilhelm I. starb, konnte sein Sohn Friedrich II. durch taktisch und strategisch geschickt geführte Kriege den größten Teil Schlesiens und die Grafschaft Glatz seiner Krone unterstellen. Die reibungslose Integration dieses riesigen Gebietes gehörte dabei zu den großen Leistungen preußischer Verwaltung. Mit dieser Expansionspolitik schaffte das friederizianische Preußen den Anschluss an die damaligen Großmächte und leitete im Deutschen Reich den Dualismus ein.[31]

Die unter dieser Prämisse in Breslau 1744 neu herausgegebene Ausgabe des preußisch-brandenburgischen ›Dispensatoriums‹ stellte somit nur eine weitere machtpolitische Demonstration preußischen Gesetzeswesens dar. Inhaltlich sind jedoch keinerlei Veränderungen zu der vorangegangenen Berliner Ausgabe zu erkennen.

Innenpolitisch führte Friedrich II. im Zeichen des ›aufgeklärten Absolutismus‹ Reformen in der Wirtschaft, Justiz, Verwaltung und Bildung durch. Rationalismus und Ansätze einer Liberalisierung lockten nicht nur einfache Arbeitskräfte, sondern auch die philosophische, naturwissenschaftliche und medizinische Elite nach Berlin. Die völlig neu reorganisierte Akademie wurde dabei zur Repräsentantin der gesamten Wissenschaften. Es war die Zeit des wissenschaftlichen Aufbruchs, in der hervorragende Leistungen im In- und Ausland vollbracht wurden.

Der Apotheker Carl Wilhelm Scheele entdeckte 1775 den Sauerstoff, Lavoisier widerlegte 1778 Stahls Phlogiston-Theorie und der Bota-

---

30 Jochen Kühn: Untersuchungen zur Arzneischatzverringerung in Deutschland um 1800. Braunschweig 1976. S. 11–16.
31 Schlenke [wie Anm. 1], 163–168.

niker Carl von Linné führte mit seiner neuen Systematik die binäre Nomenklatur ein und begründete damit die moderne Pflanzenterminologie. Zudem begann sich in Europa die von Hermann Boerhaave und seinen Schülern ausgehende Bewegung ›simplex sigillum veri‹ (das Einfache ist Zeichen des Wahren) durchzusetzen.[32]

Wie bereits gezeigt werden konnte, passte sich der Arzneischatz in der Regel nicht sofort, sondern häufig nur verzögert, dem aktuellen Wissensstand an. Das mag sicher damit zusammenhängen, dass besonders im Königreich Preußen die Gewichtung des Arzneibuches nach wie vor auf seiner gesetzlichen Präsenz als Mittel zur Überwachung lag. Ein inhaltlicher Qualitätsstandard wurde von Seiten des Staates nicht direkt gefordert und auch nicht überprüft. So blieb die Zusammenstellung des Arzneischatzes weiterhin den Interessen und Vorstellungen eines teilweise überalterten Medizinalkollegiums überlassen.

Da die letzte Überarbeitung des Arzneischatzes in der dritten Ausgabe 1731 stattgefunden hatte, betrachteten Ärzte und Apotheker den Inhalt des ›Dispensatoriums‹ inzwischen als obsolet und orientierten sich an der als mustergültig bezeichneten ›Pharmacopoea Wirtenbergica‹ von 1741. Ihre so maßgebliche Neuerung bestand allerdings nur in dem Versuch, auch die Grundstoffe zu standardisieren. Der erste Teil dieser Pharmakopöe enthielt deshalb über 800 Simplicia mit einer kurzen Beschreibung. Dagegen blieb auch hier der polypharmazeutische Anteil mit über 1200 Mitteln noch sehr hoch und stieg in den weiteren Ausgaben sogar noch an. Die ›Württembergica‹ konnte sich nicht von dem barocken Streben nach enzyklopädischer Vollständigkeit befreien. Diese Aufblähung des Arzneischatzes belastete letztendlich die Ökonomie der Apotheken sehr stark.[33]

Einen weiteren Fortschritt erzielte die 1774 in Wien neu herausgegebene ›Österreichische Provinzial-Pharmakopöe‹. In ihr war der Trend zur Verringerung der Composita schon deutlicher sichtbar. Aber auch sie konnte noch nicht als repräsentativ betrachtet werden, da sie vorerst nur als Ergänzung des umfangreichen ›Wiener Dispensatoriums‹ gedacht war.

---

32 Schneider [wie Anm. 22], 153–156.
33 Stefan Rothfuß: Die Württembergischen Pharmakopöen des 18. Jahrhunderts. Tübingen 1997. S. 128–142.

In Preußen machte sich gegen Ende des 18. Jahrhunderts eine utilitaristische Einstellung des Staates gegenüber seinen Untertanen bemerkbar. In Verbindung mit liberalen Vorstellungen wurde davon ausgegangen, dass nicht reiner Dirigismus, sondern eigenständiges Handeln der Individuen zu einer Steigerung der gesamten Wohlfahrt führt. Somit rückten das Wohlbefinden und die Gesundheit der Individuen in den Vordergrund und führten zu einer veränderten Einstellung im Gesundheitswesen.

Bei den Medizinern setzte sich langsam die Erkenntnis durch,

> »dass je einfacher eine Arznei, desto kräftiger ist sie auch und desto mehr kann man sich auf ihre Würkung verlassen, welches bei einem Gemische von zahlreichen Mitteln unmöglich ist.«[34]

Diese neuen Denkansätze ermöglichten aus staatlicher und wissenschaftlicher Sicht endlich eine Revision des inzwischen 50 Jahre alten Arzneischatzes des ›Dispensatoriums‹.

1781 erschien die Neuauflage des preußisch-brandenburgischen ›Dispensatoriums‹ im handlichen Quartformat und nicht mehr als opulent barock gestalteter Foliant. Das recht nüchtern gehaltene Titelblatt bestätigt die Veränderungen: »Medicamenta simplicia comparanda et composita praeparanda«. Auch hier haben die einfachen Arzneimittel Einzug gehalten.

Im Vorwort heißt es dazu:

> »Der Hauptgrund für die Neubearbeitung war die Befreiung des Werkes von unbrauchbaren und überflüssigen Rezepten. Die ›Medicamenta simplicia‹ sollten in den Vordergrund gerückt werden, wegen der häufigen Irrtümer der Apotheker bei der Herstellung, da bisher keine konkrete Beschreibung beigegeben war.«[35]

Und wörtlich heißt es weiter:

> »das alles hängt damit zusammen, dass die Pflanzen und deren Teile nicht genau determiniert und beschrieben waren. Daher ist bei diesem Dispensatorium ein kurzer Vorspann mit dem Inhalt der Simplicia, deren verschiedener Bezeichnungen, Herkunftsorte, sowie die Zeit des Einsammelns angegeben. – Bei der Benennung und Bestimmung folge man einem gewissen Linnaeus –«.

Zugleich bemerken die Herausgeber:

---

34 Christoph Jakob Mellin: Practische Materia medica. Altenburg 1771. Vorwort.
35 Dispensatorium Borusso-Brandenburgicum. Berlin 1781. Praefamen. S. V.–VIII.

»Bei der Herausnahme und beim Neueinfügen von Medikamenten habe man keine Übertreibung geübt«[36].

Der Zeit entsprechend wurde der Eingriff in den Arzneischatz durchgeführt. Die Zahl der Composita wurde von 912 auf 515 reduziert, dafür stieg die Zahl der Simplicia auf 550. Trotz dieser starken Veränderungen war der Umbau von den alten polypharmazeutischen Composita zu den einfachen wirkungsdefinierten Arzneimitteln noch nicht in voller Konsequenz vollzogen worden. Aber man hatte die Notwendigkeit dieser Entwicklung erkannt.

Die Durchführung einer 1797 von König Friedrich Wilhelm II. angeordneten Generalvisitation aller Apotheken gab Anlass, das Apothekenwesen zu revidieren. Als Folge davon wurde 1799 eine neue Pharmakopöe, 1800 eine Arzneitaxe und 1801 die ›Revidirte Apothekerordnung‹ herausgegeben. Natürlich oblag auch hier wiederum die Aufsicht über die Arbeit der Arzneimittelkommission dem Innenministerium. Aber die Priorität war diesmal nicht mehr auf gesetzliche Belange, sondern ganz auf die Qualität des Inhaltes ausgerichtet. Dafür garantierte die Zusammensetzung der Pharmakopöenkommission, bestehend aus maßgeblichen Mitgliedern wie dem Leibarzt Johann Ludwig Formey (1766–1823) und den drei Apothekern Sigismund Friedrich Hermbstaedt (1760–1833), Martin Heinrich Klaproth (1743–1817) und Valentin Rose d. J. (1762–1807). Die neue ›Pharmacopoea Borussica‹ trägt vor allem die Handschrift des hervorragenden Analytikers Klaproth. Konzeptionell neu aufgebaut, knapp und präzise abgefasst, auf alles Belehrende verzichtend, setzt sie den wissenschaftlich ausgebildeten Apotheker voraus. Sie stellt auch nicht mehr, wie bisher üblich, eine ›Literaturarbeit‹ dar, sondern beinhaltet jetzt überwiegend neue und experimentell überprüfte Arzneimittel.[37] Mit der ›Pharmacopoea Borussica‹ von 1799 wurde somit die Wandlung von einem obrigkeitsdominierten Gesetzeswerk hin zu einem wissenschaftsdominierten Nachschlagewerk vollzogen.

36 [Wie Anm. 35], Praefamen. S. V.-VIII.
37 Pharmacopoea Borussica 1799. Faksimiledruck. Gent 1976: (Mit einer Einleitung von Wolfgang-Hagen Hein.)

Peter Hartwig Graepel, Gladenbach

APOTHEKER JOHANN WÄCHTER UND DER BEGINN DER INDUSTRIALISIERUNG IN TILSIT

Der bedeutendste Apotheker Ostpreußens vor 1945 war aus pharmaziehistorischer Sicht der Königsberger Universitätsprofessor Karl Gottfried Hagen (1749–1829)[1], der als Chemiker, Botaniker, Hochschullehrer und erfolgreicher Lehrbuchautor die Pharmazeutische Chemie als Fach an der Universität Königsberg begründete. Er machte zwar keine herausragenden Erfindungen und umwälzenden Entdeckungen, dafür entwickelte sich die von ihm geleitete Hofapotheke in Königsberg zu einer wichtigen Lehranstalt für mehrere Apothekergenerationen, und seine Lehrbücher blieben über ein halbes Jahrhundert Standardwerke der pharmazeutischen Aus- und Fortbildung. Die bemerkenswerten Impulse, die Hagen der pharmazeutischen Chemie während ihres großen Umbruchs um 1800 gab, rechtfertigen die Bezeichnung einer »Schule der wissenschaftlichen Pharmazie«[2].

Eine wissenschaftliche Schule setzt neben einem bedeutenden Hochschullehrer auch eine gewisse Anzahl von überdurchschnittlich engagierten und erfolgreichen Schülern voraus. Einer davon begann am 1. Oktober 1801 bei Hagen in der Königlichen Hofapotheke seine Apothekerlehre. Es war Johann Wächter[3] (Abb. 1), dessen Leben und Werk hier erstmals ausführlicher dargestellt werden soll.

1 Zur Biographie und zum Lebenswerk von K. G. Hagen vgl. Rudolf Schmitz: Die deutschen pharmazeutisch-chemischen Hochschulinstitute. Ingelheim 1969. S. 219–222 sowie Wolfgang Caesar: Karl Gottfried Hagen (1749–1829). In: Die Albertus-Universität zu Königsberg und ihre Professoren. Hrsg. von Dietrich Rauschning u. Donata von Nerée. Berlin 1995. S. 389–395.
2 Eberhard Neumann-Redlin von Meding / Juliane von Meding: Karl Gottfried Hagen (24.12.1749–02.03.1829) und die wissenschaftliche Pharmazie an der Albertus-Universität in Königsberg/Preußen. Zum 250. Geburtstag des Apothekers und Universalgelehrten. In: Geschichte der Pharmazie 51 (1999), 53–59 [hier: 58].
3 Nach Wächters Tod erschien ein anonymer Nekrolog im »Tilsiter gemeinnützigen Wochenblatt« Nr. 121/1853, der vom Verfasser nicht eingesehen werden

Wächter, am 24. August 1786 in Königsberg/Pr. geboren, erhielt seine Schulbildung im Friedrichskollegium seiner Heimatstadt, ehe er in die Königliche Hofapotheke eintrat. Von seinem Lehrherrn Karl Gottfried Hagen sprach er ein ganzes Leben lang mit »höchster Achtung und Liebe« und auch in späteren Jahren war dem Apotheker, Fabrikanten und Geschäftsmann stets bewusst, dass er schon hier und zu dieser Zeit die entscheidenden Grundlagen für seinen wirtschaftlichen Erfolg gelegt hatte. Da sich Wächter als ausgesprochen geschickter und brauchbarer Lehrling erwies, setzte ihn Hagen häufig als Assistenten (»Famulus«) bei seinen chemischen Vorlesungen ein. Dem Wissensdrang und der Lernfreude Wächters kam dies entgegen, denn er profitierte ganz nebenbei von dem umfassenden und damals sehr modernen Wissen seines Lehrherrn, so dass er überdurchschnittlich gut ausgebildet am Ende seiner Lehrzeit mit einem »ausgezeichneten« Zeugnis verabschiedet werden konnte.

Der Kontakt zu seinem ehemaligen Lehrherrn bestand weiter, denn auch während der gesetzlich vorgeschriebenen fünf ›Servierjahre‹ fand er als Gehilfe in anderen Apotheken häufig Zeit, die chemisch-pharmazeutischen und botanischen Vorlesungen Karl Gottfried Hagens zu besuchen, ehe er vor der ›Ober-Examinations-Kommission‹ am Obermedizinalkollegium in Berlin das Examen als ›Apotheker Erster Klasse‹ ablegte.

konnte. Der Nekrolog, dem zahlreiche biographische Angaben entnommen sind, wurde 1854 erneut in zwei Zeitschriften abgedruckt: [Anonym:] Johann Wächter. In: Der neuen Preußischen Provinzial-Blätter andere Folge 5 (1854), 44–48 (mit einem Anhang); [Anonym:] Johann Wächter. In: Archiv der Pharmazie 127 (1854), 322–325.

In der pharmaziehistorischen Literatur der 20er Jahre des 20. Jahrhunderts wird Wächter vor allem in den Veröffentlichungen von Johannes (Hans) Valentin erwähnt, die jedoch mehrere Fehler enthalten. Dazu zählen: H[ans] Valentin: Die Falkenapotheke und die Grüne Apotheke zu Tilsit. In: Apotheker-Zeitung 42 (1927), 275f.; H[ans] Valentin: Bedeutende ostpreußische Apotheker vergangener Zeiten. In: Pharmazeutische Zeitung 73 (1928), 1053–1055; Hans Valentin: Die Entwicklung des ostpreußischen Apothekenwesens. Ein Beitrag zur Kulturgeschichte Ostpreußens. Berlin 1928. S. 52f.

Vgl. ferner folgende Nachschlagewerke: Kurt Forstreuter / Fritz Gause (Hrsgg.): Altpreußische Biographie. Bd. 2. Marburg 1967. S. 765 (Kirrinnis); Holm-Dietmar Schwarz: Wächter, Johann. In: Deutsche Apotheker-Biographie. Bd. 2. Stuttgart 1978 (Veröffentlichungen der Internationalen Gesellschaft für Geschichte der Pharmazie, NF, 46). S. 719f.

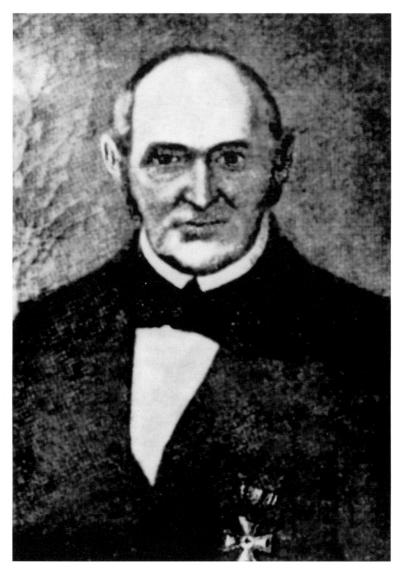

Abb. 1: Apotheker und Kommerzienrat Johann Wächter (1786–1853). Vorlage: 50 Jahre Tilsiter Allgemeine Zeitung 1881–1931, Festausgabe vom 15. August 1931. S. 23

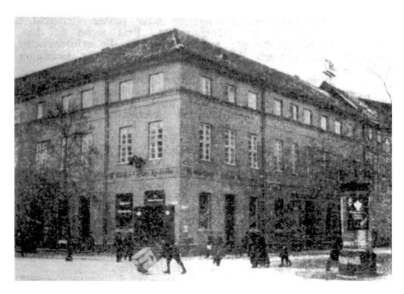

Abb. 2: Die Grüne Apotheke in der Deutschen Straße (Foto vor 1925). Vorlage: Apotheker-Zeitung 42 (1927), 276

Auf der Suche nach einem Arbeitsplatz kam Wächter in die Stadt Tilsit, die nun für über vierzig Jahre bis zu seinem Tod erfolgreiche Wirkungsstätte und Heimat werden sollte. Zuerst trat er dort als Provisor in die Apotheke des Herrn Klabund ein.[4] Nach kurzer Zeit schied er jedoch aus und wechselte in die erst 1808 gegründete »Grüne Apotheke« von Karl Friedrich Jabs. Dieser Apotheker war lebensgefährlich erkrankt und verstarb schon bald nach dem Eintritt des neuen Provisors; um die Apotheke für ihren Sohn Ferdinand zu erhalten, heiratete die Witwe im Jahre 1812 Johann Wächter.

Der tatkräftige, unternehmerische Mann und seine sehr aktive Frau erweiterten zuerst von Jahr zu Jahr das mit der Apotheke verbundene Kolonialwarengeschäft, dann zogen sie in ein günstiger gelegenes und geräumigeres Haus um. Als Wächters Frau 1816 verstarb, zwang ihn ihr Tod zu einer kurzen Schaffenspause, die aber nach der Hochzeit mit Emilie Riedel im Jahre 1817 beendet war. Schon 1821 errichtete Wächter

---

4 Diese Apotheke hieß später »Apotheke zum goldenen Adler« bzw. »Adler-Apotheke«.

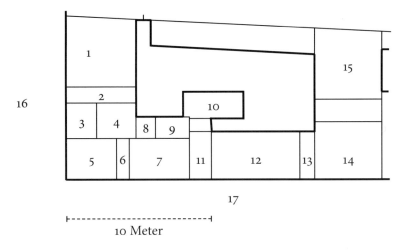

Abb. 3: Grundplan (Lageplan) der Grünen Apotheke (Neubau 1823). 1. Laden; 2. Flur; 3. Nebenraum; 4. Laboratorium; 5. Offizin; 6. Kontor; 7. Kolonialwarenhandlung; 8.+9. Nebenräume; 10. Altes Labor; 11.+12. Speicher; 13. Einfahrt; 14. Geschäftshaus; 15. Apothekenspeicher; 16. Deutsche Straße; 17. Wasserstraße. Vorlage: Diss. Grünhagen (1939), S. 90

in der Deutschen Straße 11 zur Memel hin eine Zuckersiederei, die er kurz darauf neben sein Wohnhaus in der Deutschen Straße 63 verlegte und mit der er den Impuls zur Industrialisierung von Tilsit gab.

Selbst eine Feuersbrunst, die 1823 das Wohnhaus, die Apotheke, die Zuckersiederei, die Speicher sowie bedeutende Warenvorräte vernichtete, konnte den Unternehmergeist Johann Wächters nicht aufhalten. Denn jetzt entstand in der Deutschen Straße/Ecke Wasserstraße ein großzügigeres und schöneres Wohnhaus mit geräumigerer Apotheke (Abb. 2) und umfangreicheren Speichern. Über die Aufteilung des Gesamtgebäudes gibt die 1939 erschienene architekturhistorische Dissertation von Konrad Grünhagen genauere Auskunft.[5] In den Neubau der Grünen Apotheke, deren Lage auf dem abgebildeten Grundplan (Abb. 3) zu ersehen ist, wurden 1823 eine Zuckersiederei, eine chemische Fabrik und eine Mineralwasserfabrik integriert. Das eigent-

---

5 Konrad Grünhagen: Über den Bau und die Einrichtung von Apotheken in alter und neuer Zeit. Techn. Diss. Berlin. Würzburg 1939. S. 90f.

liche Apothekengebäude war durch den Hausflur in zwei gleich große Teile getrennt, von denen sich in einem die wichtigsten Betriebsräume der Apotheke befanden. Neben der Offizin, an der Ecke des Hauses, lag durch das Kontor getrennt die ebenfalls dazugehörende Kolonialwarenhandlung, die später als Ladengeschäft vermietet wurde. Auf dem Hof befand sich als eigenständiger Bau das alte Laboratorium, das zur Herstellung chemisch-pharmazeutischer Präparate diente. Ob daneben noch ein kleineres Apothekenlaboratorium vorhanden war, konnte 1939 nicht mehr festgestellt werden. Unter der Kolonialwarenhandlung war die Mineralwasserfabrik eingerichtet, während die Speicheranlagen an der Wasserstraße die nötigen Lagerräume enthielten. In den 30er Jahren des 20. Jahrhunderts wurde nur noch der Speicher des Quergebäudes zum Lagern der Apothekenvorräte benutzt, die übrigen Räume dienten – soweit noch vorhanden – anderen Zwecken.

Bereits 1824 konnte die Zuckersiederei an der südlichen Ecke der Wasserstraße/Fabrikstraße in der Nähe des »Mühlenteiches« neu und größer erbaut und nach und nach mit zahlreichen moderneren Apparaten versehen werden. Im Jahre 1830 errichtete Wächter auf der gegenüberliegenden Seite die erste der beiden Ölmühlen [Dampfölfabriken] und ergänzte diese mit einer Mahlmühle für gebrannte Knochen [Beinschwärzefabrik], die man damals als »Knochenbrennerei« bezeichnete. Ferner entstand 1835 auf demselben Gelände eine Essigfabrik, später noch je eine Produktionsstätte zur Herstellung von Schlämmkreide und zum Raspeln von Farbhölzern. 1841 wurde schließlich ein Böttcherarbeitshaus, ein Ölmagazin und ein Ölkuchen-Trockenspeicher errichtet, dem 1847 weitere Speicher[6] folgten. Zu Wächters logistischen Leistungen gehörte auch die Anlieferung aller Rohmaterialien durch eigene Schiffe auf der Memel und – für die notwendige handwerkliche Unabhängigkeit – die Herstellung fast aller benötigten Gerätschaften in eigenen Tischlereien und Schlossereien.

Bereits 1843 plante Wächter, seine Fabriken und Werkstätten mit Gas beleuchten zu lassen, dieses Vorhaben konnte jedoch erst mit der Einführung der städtischen Gasbeleuchtung (1856), um die er sich ebenfalls verdient gemacht hatte, verwirklicht werden.

---

6 Herbert Kirrinnis: Tilsit die Grenzstadt im Deutschen Osten. Tilsit 1935. S. 96–98.

Die nach Wächters Plänen mit Türmen und »Belvedères« gezierten Fabrikgebäude umschlossen geräumige Höfe, gaben somit jedem Besucher einen deutlichen Eindruck von der schöpferischen Kraft ihres Erbauers und bildeten mit den Häusern der Arbeiter einen eigenen kleinen Stadtteil, den »Emilienhof«, der auf Wächters Wunsch nach seiner Ehefrau benannt wurde.

Besonders erwähnenswert ist schließlich das soziale Engagement Wächters. In den Fabriken fanden nicht nur Hunderte von Menschen für mehrere Jahrzehnte eine dauernde Arbeit, sondern Einrichtungen wie Kranken- und Sterbekassen sorgten zugleich dafür, dass seine Arbeiter in eventuellen Notzeiten nicht ganz hilf- und mittellos dastanden. Zu der für ihn selbstverständlichen Verköstigung aller unverheirateten Angestellten kaufte er von der Mutter des bekannten Freiheitsdichters Max von Schenkendorf (1783–1817) das Gut Lenkonischken, das sein Sohn Eugen[7] (1823–1850) bewirtschaftete und mit dessen Erträgen er die hierfür erforderlichen Grundnahrungsmittel sicherstellen konnte.[8]

Die Tilsiter Bürger erkannten in Johann Wächter sehr bald den praktischen, genialen und vertrauenswürdigen Mann. Sie wählten ihn in alle seine städtischen Ehrenämter, er vertrat ferner die Stadt auf fast allen Provinzial-Landtagen und war Deputierter bei dem ›Vereinigten Landtag‹ im Jahre 1847.[9] Da ihm hauptsächlich die Angelegenheiten des ›Tilsiter Handelsstandes‹ am Herzen lagen, bildete er mit Genehmigung des preußischen Königs die ›Korporation der Kaufmannschaft‹. Mehrere Jahre war er der Vorsitzende in deren Ältesten-Kollegium, und durch seine Bemühungen kam es hierbei zur Errichtung eines Packhofes, zur Gründung der Königlichen Bank und zur Erbauung der ersten Chausseestrecke von Tilsit bis Ragnit.

7 Paul Aberger: Die Kartei Quassowski. Buchstaben U–Z. Hamburg 1989 (Quellen, Materialien und Sammlungen zur altpreußischen Familienforschung, Nr. 1). S. W 9.
8 Nach Valentin [wie Anm. 3 = PZ 73 (1928), 1055] baute Wächter auch eine Fabrik zur Gewinnung von Seifen und Kerzen und finanzierte in Heydekrug (Memelland) eine Anlage, in der man aus »Haffischresten« einheimisches »Guano« hergestellt haben sollte. Diese Angaben sind jedoch weder in einer zeitgenössischen Quelle, noch in einer anderen späteren Bearbeitung zu finden.
9 Alphabetisches Verzeichniß der Mitglieder des am 11. April 1847 in Berlin eröffneten Vereinigten Landtages. Berlin 1847. S. 21.

Neben der Leitung seiner Fabriken und Handelsgeschäfte und der Tätigkeit in der ›Korporation der Kaufmannschaft‹, war Wächter zur gleichen Zeit Vorsteher der Stadtverordneten, des Kasino-Aktien-Komitees, eines Chaussee-Aktien-Komitees und mehrerer anderer Vereine. Mit der Errichtung seiner Fabriken wurde er auch sehr schnell zum erfolgreichen Vorbild für andere Unternehmer, was besonders die Gründung mehrerer neuer Fabriken bewies, die ihre Waren bald weltweit vermarkteten und Tilsit damit zu einem Industriestandort erhoben. Wächters Leistungen für die Stadt und die Provinz fanden in Regierungskreisen Anerkennung und führten schon 1834 zur Verleihung des Titels ›Kommerzienrat‹. Wenn hohe Staatsbeamte sich in Tilsit aufhielten, besuchten sie ihn in der Regel, denn sein Haus galt als ein kultureller Mittelpunkt der Stadt und stand Gelehrten und Künstlern offen, die er häufig als Mäzen unterstützte.

Am 1. Oktober 1851 beging Wächter sein 50jähriges Berufsjubiläum als Apotheker, das zu einem großen Ereignis wurde.[10] Die Feiern begannen bereits am Abend des 30. September, als die Meister, Gesellen, Fabrikarbeiter und Angestellten des Jubilars einen eindrucksvollen Fackelzug veranstalteten. Beleuchtet von einem Feuerwerk aus roten, grünen und blauen Farben bewegte sich der von einem Musikchor angeführte und von mehreren tausend Schaulustigen begleitete Zug mit über hundert Fackelträgern von den Fabrikanlagen am Mühlenteich durch mehrere Straßen der Stadt in die Deutsche Straße zu Wächters Wohnung, die sich über der Grünen Apotheke befand. Die Arbeiter der Zuckerraffinerie, der ersten und zweiten Dampfölmühle, der Knochenbrennerei und der Essigfabrik waren in einzelnen Abteilungen zusammengefasst und trugen jeweils in ihrer Mitte mehrere speziell zu diesem Fest angefertigte Fahnen. Auf einer roten seidenen Fahne wurde in gold- und silberfarbener Bestickung das 50jährige Jubiläum Johann Wächters als Apotheker hervorgehoben, während eine zweite von den beiden Böttchermeistern gewidmete weiße Fahne in ihrem oberen Teil die Ansicht der Königlichen Hofapotheke zu Königsberg, in der der Jubilar seine pharmazeutische Laufbahn begonnen hatte, und in ihrem unteren Teil die Außenansicht der Grünen Apotheke von 1851 zeigte. Im mittleren Teil dieser Fahne befand sich ein Gedicht, das die große Wertschätzung für Wächter zum Ausdruck brachte:

---

10 [Karl Friedrich] Klein: Wächtersches Apotheker-Jubiläum. In: Archiv der Pharmazie 118 (1851), 329–332.

»50 Jahre sind entronnen,
Dass Du Deine Bahn begonnen
Hier als Bürger-Ehrenmann!
Und nach diesen 50 Jahren
Sammeln Bürger sich in Schaaren
Dich zu grüssen, Ehrenmann!
Deiner Jahre Werth war Segen,
Der noch blüht auf 1000 Wegen
Uns zum Heil, Du Ehrenmann!
Jubel hallt zum Dank Dir heute
Und wir fleh'n: der Himmel leite
Dich noch lang' hier, Ehrenmann!«[11]

Nachdem nun eine Deputation dem Jubilar die Glückwünsche überbracht hatte, erschien Wächter in Begleitung seiner Frau und der engeren Familie »sichtbar ergriffen« auf dem Balkon des Hauses und bedankte sich bei den Arbeitern und Angestellten, die ihm ununterbrochen zujubelten. Inzwischen hatten die Schiffer auf der Memel, auf die man vom Balkon durch die Wasserstraße sehen konnte, einen großen Reisekahn mit farbigen Lampions und Lampen geschmückt, die auf der Takelage bis zur Spitze des hohen Mastes auslaufend in einem Transparent endeten. Nun folgten Böllerschüsse und eine zum Teil auch nördlich der Memel abgefeuerte »Strontianbeleuchtung« sowie Musik zur Freude der vielen Menschen, die sich am Ufer der Memel versammelt hatten. Während vor Wächters Haus noch mehrere Musikstücke gespielt wurden, begaben sich die Fackelzugführer sowie das höhere Geschäftspersonal in die Wohnung des Jubilars zu einer Feier im engeren Familienkreis.

Am Morgen des 1. Oktober wurde der Jubilar schon sehr früh von einem Choral geweckt, mit dem ein Bläserchor den eigentlichen Festtag würdig einleitete. Nach seiner eigenen Familie gratulierte um zehn Uhr die Abordnung der Kollegen mit den Apothekern Heinrich Adolph Bernhardi [Falken-Apotheke Tilsit][12], Karl Friedrich

---

11 Klein [wie Anm. 10], 330.
12 Heinrich Adolph Bernhardi (1808–1883), Besitzer der Falken-Apotheke in Tilsit von 1838–1870, bedeutender Apotheker, auch kommunalpolitisch engagiert, Reichstagsabgeordneter von 1874–1878. Vgl. Peter Hartwig Graepel: Bernhardi, Heinrich Adolph. In: Deutsche Apotheker-Biographie. Erg.-Bd. 2. Stuttgart 1997 (Veröffentlichungen der Internationalen Gesellschaft für Geschichte der Pharmazie, NF, 60). S. 15f.

Klein [Apotheke zum goldenen Adler Tilsit][13], Kowalewski [Apotheke Ragnit][14], Schenk [Apotheke Kaukehmen][15] und Scheffler [Apotheke Heinrichswalde][16]. Bernhardi überreichte Johann Wächter zunächst einen vom Berliner Hofjuwelier Hossauer sehr geschmackvoll angefertigten und auf hohem Fuß stehenden massiv silbernen Fruchtkorb, dessen innere vergoldete Fläche die Inschrift enthielt:

> »Dem hochverehrten Jubilar
> Commerzienrath Apotheker Wächter
> zur 50jährigen Feier als Apotheker
> am 1. October 1851 gewidmet
> von Apothekern seiner Provinz.«[17]

Klein übergab Wächter im Namen des »Direktoriums des allgemeinen Apothekervereins in Nord- und Süddeutschland« und zugleich auch im Namen des verhinderten Vizedirektors Eduard Benjamin Kusch[18] das Diplom als Ehrenmitglied des Vereins mit einem »Ehrengratulationsschreiben« des Direktoriums und gratulierte zugleich auch im

---

13 Karl Friedrich Klein (geb. 1814), Besitzer der Apotheke in Konitz von 1841–1849, dann der Apotheke zum goldenen Adler in Tilsit von 1849 – [nach] 1869. Vgl. Peter Hartwig Graepel: Ostpreußische Apotheker und ihre Mitarbeiter im ›Archiv der Pharmazie‹ 1849–1861. In: Würzburger medizinhistorische Mitteilungen. Bd. 16. Würzburg 1997. S. 451–466 [hier: S. 460].

14 Kowalewski, Besitzer der Apotheke in Ragnit von [spätestens] 1844 – [nach] 1870, über ihn ist derzeit noch nichts näheres bekannt. Vgl. Hansheinrich Trunz: Apotheker und Apotheken in Ost- und Westpreußen 1397–1945. Ein Namen-, Orts- und Literaturverzeichnis. Hamburg 1992 (Quellen, Materialien und Sammlungen zur altpreußischen Familienforschung, Nr. 5). S. 152, 391, Nr. 1549.

15 Schenk, Besitzer der Apotheke in Kaukehmen seit [spätestens] 1844, Mitglied des norddeutschen Apothekervereins von 1851–1865, über ihn ist derzeit noch nichts näheres bekannt. Vgl. Trunz [wie Anm. 14], S. 260, Nr. 2730 und Graepel [wie Anm. 13], 463.

16 Scheffler, Besitzer der Apotheke in Heinrichswalde (Kreis Niederung) seit [spätestens] 1844, über ihn ist derzeit noch nichts näheres bekannt. Vgl. Trunz [wie Anm. 14], 259, Nr. 2715.

17 Klein [wie Anm. 10], 331.

18 Eduard Benjamin Kusch (1810–1854), Besitzer der Apotheke in Zinten von 1838–1854. Mitbegründer des Kreises Königsberg des norddeutschen Apothekervereins (1849), seit 1850 Vizedirektor des Vizedirektoriums Preußen-Posen. Vgl. Graepel [wie Anm. 13], 455, 461.

Namen aller Kollegen, die sich am Festgeschenk beteiligt hatten. Der Jubilar freute sich über beide Geschenke, die er als Zeichen der »Verehrung und Hochachtung« sehr schätzte und bedankte sich ganz herzlich.

Als weitere Gratulanten folgten nun die Vertreter des Magistrats, der Stadtverordneten, der Loge, der Geistlichkeit, der Korporation der Kaufmannschaft, des Gewerbevereins, der Schiffer, der Ärzte, des Steueramtes, der Post, des Gymnasiums und der Bankkommanditgesellschaft sowie viele Freunde und Verehrer des Jubilars. Andere gratulierten schriftlich oder schickten Geschenke; so erhielt Wächter von der Drogenhandlung Gehe & Komp. (Dresden) in einem Etui einige echt chinesische Teebüchsen, die mit »feinem Karawanentee« gefüllt waren.

Nachdem alle Gratulanten sich am opulenten Festmahl in Wächters geräumiger Wohnung gestärkt hatten, wurde Champagner gereicht. Den ersten Toast brachte der Tilsiter Kollege Bernhardi auf den Apotheker Wächter aus. Der zweite Toast vom Kollegen Klein galt dagegen dem Kaufmann, Kommerzienrat und Fabrikanten Wächter, der den beispielhaften ersten Impuls zur Industrialisierung von Tilsit gegeben hatte und dem dann mehrere Unternehmer dieser Stadt gefolgt waren. In den Abendstunden wiederholten die Schiffer auf der Memel die Beleuchtung eines Frachtkahns mit farbigen Lampen und beendeten schließlich mit Musik, Böllerschüssen und aufsteigenden Raketen und Leuchtkugeln die Festlichkeiten.

Am Sonntag, den 5. Oktober, gab Wächter für seine zahlreichen Arbeiter auf dem geräumigen Fabrikgelände eine Nachfeier. An sieben langen Tischen, die bei schönem Wetter unter freiem Himmel gedeckt waren, nahmen Hunderte von Personen an einem Essen mit »Braten, Fleisch und Gemüse«, zu dem Bier und Likör gereicht wurde, teil, während eine Musikantengruppe auf dem Rondell des großen Hofes mit Tafelmusik für fröhliche Stimmung sorgte. Hierzu hatte Wächter auch einen kleinen Kreis seiner engsten Freunde in den »Salon« auf dem Fabrikhof eingeladen, und so feierte er mit Familie, Freunden und Belegschaft ein Fest, wie es unter Arbeitgebern und Arbeitnehmern wohl nur selten vorkam. Als sich später noch die Frauen und Kinder zu dem Fest einfanden, wurde zuerst im Freien, dann in den Räumen des am Rande des Fabrikhofes gelegenen Riesenspeichers (Abb. 4), der in der ganzen Region bekannt war, getanzt.

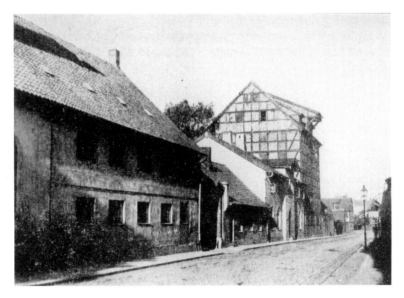

Abb. 4: Wächters Fabrikanlagen in der Fabrikstraße mit dem Riesenspeicher (1910). Vorlage: Kirrinnis (1935), S. 160

Eine Woche später, am 12. Oktober 1851, bedankte sich Wächter[19] bei Ludwig Franz Bley (1801–1868), dem Oberdirektor des Apothekervereins in Norddeutschland, für das Glückwunschschreiben und für das »Ehrendiplom«, das ihm durch die Tilsiter Kollegen zugestellt wurde. Es ist der vermutlich einzige Brief Wächters, der noch im Wortlaut erhalten geblieben ist. Darin nannte er das Diplom »einen Schmuck«, der ihm und seiner Familie »für dauernde Zeiten das heiligste Erinnerungsdenkmal dieses Lebensabschnittes sein und bleiben« werde. Damit wurde auch sein »Stolz mächtig angespornt« und er fuhr dann wörtlich fort »so wie ich dem Fache, dem ich aus eignem innerem Antriebe mit Lust und Liebe mich gewidmet, mit Eifer und Pflichttreue bis jetzt hingegeben, werde ich auch weiterhin davon nicht weichen, noch darin wanken, und so lange demselben mich weihen, bis ich zum ewigen, zum helleren Lichte abgerufen«[20].

19 Joh[ann] Wächter: Dankschreiben des H[er]rn Commerzienraths und Apothekers Wächter in Tilsit. In: Archiv der Pharmazie 118 (1851), 333.
20 Wächter [wie Anm. 19], 333.

Schließlich übersandte er mit diesem Dankschreiben auch eine ursprünglich für Geschäftsfreunde bestimmte Lithographie (»Steinabdruck«) mit einer Abbildung seiner Fabrikanlagen (»Fabriken-Komplex«).[21]

Der mit solchem beruflichen Erfolg und Glück gesegnete Mann hatte in seinem Leben jedoch auch schwere Schicksalsschläge hinzunehmen. Von elf Kindern waren an seinem großen Festtag bereits zehn gestorben, und der einzige ihn überlebende Sohn Hermann Otto Johann Wächter[22] litt an einer »Brustkrankheit« und hielt sich gerade zur Genesung in einem Kurbad in Südfrankreich auf.

Johann Wächter lebte noch zwei Jahre. An einer nicht näher bekannten Krankheit leidend, versuchte er noch erfolglos durch eine »Badereise« seine Gesundheit zurückzugewinnen, aber nach zweitägigem Krankenlager verstarb er am 6. Oktober 1853 an einem »Lungenschlag« in Tilsit.[23] Wie sein Berufsjubiläum, so fand auch sein Begräbnis unter allgemeiner Anteilnahme der Tilsiter Bevölkerung statt. Die Fabrikstraße war mit Trauerflor und Blumen geschmückt. Die Trauerrede auf dem Fabrikhof hielt der Oberprediger Concentius; neben den zahlreichen Arbeitern begleiteten noch weitere 200 Personen, darunter die Vertreter der Behörden, der städtischen Kör-

---

21 Archiv der Pharmazie 118 (1851), 333. Zu der Lithographie von Wächters Fabrikanlagen bemerkte Bley: »Das schöne Bild, welches einen Abdruck giebt von der Grossartigkeit der Anlagen, der weit verzweigten Geschäftsthätigkeit des ehrwürdigen Jubilars ist in meine Hände gelangt und soll bei nächster General-Versammlung den lieben Collegen vorgezeigt werden.« Es konnte bis heute nicht festgestellt werden, wo dieses Bild verblieben ist.

22 Hermann Otto Johann Wächter (1822–1881), Approbation 1845, übernahm nach dem Tod seines Vaters die Grüne Apotheke in Tilsit. Zu seiner Person vgl. Graepel [wie Anm. 13], S. 464; zu seiner Familie vgl. Brigitte Gramberg: Die Kartei Quassowski, Buchstabe T. Hamburg 1990 (Quellen, Materialien und Sammlungen zur altpreußischen Familienforschung, Nr. 1) S. 32.

23 Das Todesdatum ist dem Nekrolog [wie Anm. 3] entnommen. Das Archiv der Pharmazie 126 (1853), 362 meldete in einer Todesanzeige zuerst irrtümlich den 10. Oktober 1853 als Sterbedatum. Absolut falsch ist das von Valentin [wie Anm. 3] in allen Veröffentlichungen genannte Sterbejahr 1855, das auch ungeprüft von Adlung/Urdang und Dann übernommen wurde. Vgl. Alfred Adlung/Georg Urdang: Grundriß der Geschichte der deutschen Pharmazie. Berlin 1935. S. 415, 493 und Georg Edmund Dann: Einführung in die Pharmaziegeschichte. Stuttgart 1975. S. 110.

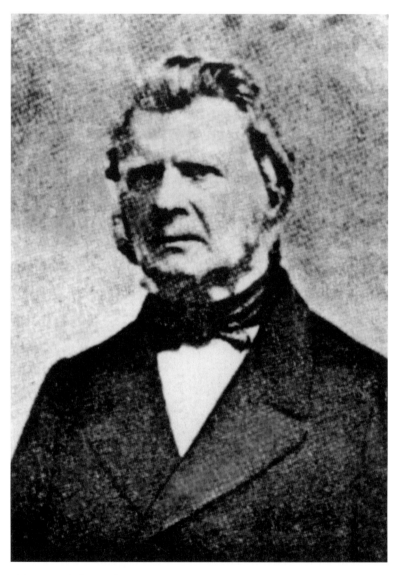

Abb. 5: Apotheker und Kommerzienrat Ferdinand Jabs (1809/10–1881/87). Vorlage: 50 Jahre Tilsiter Allgemeine Zeitung 1881–1931, Festausgabe vom 15. August 1931. S. 23

perschaften, der Kaufmannschaft und der Loge den Verstorbenen zu seiner letzten Ruhestätte.

Nach Wächters Tod gingen die Fabriken auf seinen Stiefsohn, den (späteren) Kommerzienrat Ferdinand Jabs[24] (Abb. 5), über, während der Sohn Hermann Otto Johann Wächter die Grüne Apotheke mit ihren ›Nebengeschäften‹ übernahm. Im Gegensatz zur florierenden Grünen Apotheke, die 1889 an Georg Böhmer verkauft wurde[25] und bis zum Ende des Zweiten Weltkrieges existierte, konnten die Fabrikanlagen nach dem Tod ihres Gründers nicht mehr lange gewinnbringend weiter betrieben werden.

So verarbeitete die Zuckerfabrik in der Fabrikstraße indischen Rohrzucker, der vorzugsweise nach Russland exportiert wurde. Zwar hatte schon Johann Wächter erkannt, dass die Zukunft der Rübenzuckerindustrie gehörte und errichtete daher auf dem Gut Lenkonischken auch eine Rübenzuckerfabrik. Wegen deren scheinbarer Unrentabilität setzte Wächter aber fälschlicherweise auf die Rohrzuckerverarbeitung und so ging unter seinem Stiefsohn und Nachfolger im Jahre 1858 zuerst die im Emilienhof gelegene Zuckersiederei ein, dann nach und nach auch die anderen Fabriken.[26]

Das Werk Wächters erwies sich eben als zu sehr an seine Person gebunden, an einen Mann mit wahrhaft bewunderungswürdigem Weitblick, der das Leben und Wachsen der Stadt in neue Bahnen lenkte und dabei ständig um das Wohl seiner zahlreichen Arbeiter und Angestellten besorgt war. Herbert Kirrinnis charakterisierte dieses erfolgreiche Lebenswerk mit dem kurzen, aber prägnanten Satz:»Mit Recht hat man von ihm gesagt: Er hat die Krämer von Tilsit zu Kaufleuten gemacht«[27].

---

24 Apotheker Ferdinand Jabs (1809/10–1881/87) war Mitglied des Magistratskollegiums von 1855 bis zu seinem Tod, ferner seit Februar 1861 Stadtrat in Tilsit. Vgl. Hildegard Lauks: Tilsit-Bibliographie. Lüneburg 1983. S. 163, Nr. 1360.
25 Trunz [wie Anm. 14], 34, Nr. 212 u. S. 96, Nr. 910. Böhmer pachtete nach dem Tod von Hermann Wächter die Grüne Apotheke, die er 1889 kaufte und 1897 an Bernhard Grundmann verkaufte. In diesem Jahr erwarb er eine Apotheke in Gumbinnen.
26 Kirrinnis [wie Anm. 6], 97; vgl. hierzu auch Christoph Schümann: Der Anteil deutscher Apotheker an der Entwicklung der technischen Chemie zwischen 1750 und 1850. Frankfurt am Main usw. 1997. S. 269–305.
27 Kirrinnis [wie Anm. 6], 97.

Gerhard Alcer, Berlin

ZUR VORGESCHICHTE DER BERLIN-CHEMIE AG

Zur wirtschaftlichen Situation von Betriebsgründern in Preußen nach den Befreiungskriegen

Der militärische und politische Zusammenbruch Preußens nach der Schlacht bei Jena und Auerstädt am 14. Oktober 1806 legte der Stadt Berlin und dem ganzen Land schwere Lasten auf. Allein die Bevölkerung von Berlin musste bis Ende 1808 sieben Millionen Taler Kriegskosten bezahlen, ehe die französische Besatzung die Stadt verließ. Diese Lasten wurden den Hauseignern und prozentual der Bevölkerung – das waren damals 160.000 Einwohner – auferlegt. 96 Kisten mit Beutegut aus den Schlössern und Herrenhäusern und die Quadriga des Brandenburger Tores wurden am 6. Dezember 1806 per Schiff nach Paris transportiert.[1]

Im Zuge der Erneuerung Preußens durch die Stein-Hardenberg'schen Reformen kam es im ganzen Land zu einem Aufbruch. Schon im Winter 1806/1807 hatte sich Johann Gottlieb Fichte (1762–1814) unter den Augen der Besatzungsmacht in Berlin mit seinen Reden an die deutsche Nation gegen die französische Besatzung gestellt. 1810 wurde die Berliner Universität gegründet; von ihr gingen wichtige Impulse aus. Nach der Niederlage Napoleons in Russland 1812 erlebte die ›nationale Erhebung‹ erneut einen Aufschwung.

Als es zu Beginn der Befreiungskriege 1813 darum ging, die neu gebildete preußische Armee aus Freiwilligen und Landwehr militärisch auszurüsten, spendeten die Berliner u. a. 160.000 Ringe, Ketten und weitere Schmuckstücke, sodass es später hieß: ›Gold gab ich für Eisen.‹

---

1 Ingo Materna / Wolfgang Ribbe: Geschichte in Daten BERLIN. München, Berlin 1997. S. 94–101.

In mehreren Gebieten des östlichen Teils Deutschlands flammte der Widerstand auf. Napoleon, der Berlin als das Zentrum der ›nationalen Erhebung‹ sah, ließ ein neues Heer aus Franzosen, Hessen und Sachsen nach Berlin marschieren, das die Stadt zerstören und anstecken sollte. Die Zusammenstöße erfolgten in Großbeeren am 23. August 1813 und bei Dennewitz am 6. September 1813. In diesen Schlachten konnte General Friedrich Wilhelm Freiherr von Bülow (1755–1816) mit den preußischen und den mit ihnen verbündeten Truppen die Armee Napoleons besiegen. Damit rettete er Berlin vor nochmaliger Plünderung.[2]

Die wirtschaftliche Not der Bevölkerung in Preußen und Berlin war aber auch nach den Freiheitskriegen 1815 noch nicht beendet. Zum einen fiel 1816 die Ernte besonders schlecht aus, es kam zu einem großen Preisanstieg, 1816 und 1817 waren in der Erinnerung der Bevölkerung Hungerjahre.[3] Zum anderen führte die plötzliche Aufhebung der napoleonischen Kontinentalsperre dazu, dass nun billige Waren nach Preußen strömten, die die Gewerbetreibenden, besonders die Textilbranche, ruinierten. Während die Engländer in der Zwischenzeit ihre Produktion modernisiert hatten, war Preußens Wirtschaft die alte geblieben.[4] Trotzdem fasste man in Preußen und besonders in Berlin wieder Mut. Dabei wurden Gesetze erlassen, die das Land voranbringen sollten.

Preußen zählte in seinen alten Provinzen allein 67 verschiedene Zolltarife mit fast 3000 Positionen. Es verkündete nun die Aufhebung der Wasser-, Binnen- und Provinzzölle und stellte ein Grenzzollsystem in Aussicht, welches nach vielfältigen Schwierigkeiten endlich am 26. Mai 1818 Gesetzeskraft erlangte.

Besonders aus den kleinen Staaten waren wegen des vermeintlich rücksichtslosen Verfahrens heftige Vorwürfe gegen Preußen erhoben worden. Es wurde sogar die Aufhebung des neuen Systems gefordert. Die neue Regelung bewirkte aber eine lebhafte Einwanderung nach Preußen. Die gesunde Entwicklung der Geschäfte zeigte, wie segens-

---

2 Frank Bauer: Großbeeren 23. August 1813. Die Verteidigung der preußischen Hauptstadt. In: Kleine Reihe Geschichte der Befreiungskriege 1813–1815. Potsdam-Großbeeren 2003; Frank Bauer: Dennewitz 6. September 1813. Das Ende von Napoleons »Berlinplänen«. In: Kleine Reihe Geschichte der Befreiungskriege 1813–1815. Potsdam 2003.
3 Hans Haussherr: Wirtschaftsgeschichte der Neuzeit. Weimar 1954.
4 [wie Anm. 3], 362ff.

reich die Befreiung des Verkehrs von alten Schranken wirkte. Auch Johannes Caspar Lampe (1766–1817), der Besitzer der Drogenhandlung Brückner, Lampe & Co. in Leipzig, eröffnete mit gutem Erfolg 1817 einen Zweigbetrieb in Berlin.[5]

Die Familie Kahlbaum als Brauer, Branntweinbrenner und Likörfabrikanten

Zu den mutigen Unternehmern, die in diesen Jahren eine Geschäftsgründung in Berlin vornahmen, gehörte auch der 24-jährige Carl August Ferdinand Kahlbaum (1794–1872). Er mietete 1818 unter der Berufsbezeichnung ›Kaufmann‹ in der damaligen Münzstraße 19 in der Spandauer Vorstadt eine Wohnung. In der bisher erschienenen Literatur findet sich nur die Angabe, dass Carl August Ferdinand Kahlbaum, der Sohn eines Brauers aus Zehdenick oder der in Zehdenick in der Mark gebürtige C. A. F. Kahlbaum, 1818 in der Münzstraße 19 eine Spiritusreinigungsanstalt und eine Likörfabrik baute.

Unter diesem Gesichtspunkt betrachtet, fragt man sich unwillkürlich, was einen 24-jährigen Bürger aus der Provinz drei Jahre nach den Befreiungskriegen, in denen das Land sehr verwüstet wurde und verarmte, dazu brachte, eine Fabrik zu eröffnen, noch dazu in einem recht guten Straßenviertel. Aus den wenigen Informationen zu Carl August Ferdinand Kahlbaum lässt sich gleichwohl schlussfolgern, dass er zielstrebig, hartnäckig und auch gesund war, denn er starb erst 1872 mit 78 Jahren. Ob er auch spontan reagierte, muss verborgen bleiben, eine Mitwirkung in den Freiheitskriegen ist nicht nachweisbar. Bei Olberg[6] ist nur ein »W. Kahlbaum aus Zehdenick als Sec. Lt. der Res.« aufgeführt.

Die Durchsicht der Berliner Adressbücher des Zentrums für Berlinstudien in der Breiten Straße als Microfiches und die systematische Auswertung der evangelischen Kirchenbücher im Kirchenarchiv am

---

5   Hundertfünfzig Jahre einer Deutschen Drogenhandlung 1750–1900. Ein Beitrag zur Geschichte der Firma Brückner Lampe & Co. Leipzig usw. 1900. S. 25f.
6   Friedrich Wilhelm Eduard J. v. Olberg (Preuß. Generalmajor): Nachweis der freiwilligen Jäger und Voluntairs, sowie Freiwilliger Soldaten aus den Jahren 1813, 1814, 1815 (der am 15.12.1862 noch lebenden Soldaten und Offizieren). Berlin 1863.

Bethaniendamm ermöglichen eine andere Auffassung zur Herkunft C. A. F. Kahlbaums:

Die Familientafel zeigt, dass C. A. F. Kahlbaum am 26. September 1794 in Berlin geboren und in St. Nicolai getauft wurde.[7] Sein Vater Johann Friedrich Wilhelm war ebenfalls in Berlin geboren und in St. Marien getauft worden.[8] Sein Großvater Johann Andreas, der 1727 in Zehdenick die Taufe erhielt,[9] heiratete am 10. April 1760 die Witwe Maria Elisabeth Zabel in St. Marien in Berlin. Urgroßvater und Urgroßmutter C. A. F. Kahlbaums stammen beide aus Zehdenick.[10]

Der Großvater C. A. F. Kahlbaums hatte mindestens noch einen weiteren Sohn, Carl Ludewig Kahlbaum, geboren am 20. Januar 1763 und getauft in St. Marien.[11] Carl Ludewig, der Onkel C. A. F. Kahlbaums, hatte sieben Söhne und wohnte als Brauer in der Köpenicker Straße 96. Der Jüngste, Gustav Julius Ferdinand, übernahm einen aus der Zeit Friedrich des Großen stammenden Destillationsbetrieb und die Likörfabrik in der Mauerstraße 51, 1935 musste diese Firma in das Gebäude Nr. 85 umziehen, da Josef Goebbels das Grundstück für sein Propagandaministerium brauchte. Julius K. war also der Cousin von C. A. F. Kahlbaum. Der letzte Besitzer dieser Kahlbaum-Likörfabrik aus der Julius Kahlbaum-Linie war bis zur Enteignung 1972 Edgar Ripp, der bis zu seinem Tod (01.01.2005) sehr rührig in Kleinmachnow bei Berlin lebte. In Berlin existierten bis 1972 somit zwei Kahlbaum-Likörfabriken: Julius Kahlbaum und CAF Kahlbaum.

Im Taufbuch von St. Nicolai sind als Taufpaten unseres C. A. F. drei Herren Kahlbaum, leider ohne Vornamen, und drei Frauen aus anderen Familien aufgeführt.[12] Damit ist anzunehmen, dass die damals in Berlin lebenden Kahlbaums verwandt waren. Zugleich verschiebt sich die Abstammung unseres C. A. F. aus Zehdenick gegenüber der bisherigen Auffassung um zwei Generationen.

7   Berlin St. Nicolai, Taufen 1793–96, Oktober 1794, S. 932, Nr. 169, Sohn Nr. 84. Landeskirchliches Archiv Berlin-Brandenburg, Bethaniendamm 29, 10997 Berlin. Sign. 33/30.
8   Landeskirchliches Archiv [wie Anm. 7], Taufkartei Berlin, Microfiches 119, Taufbuch St. Marien für 1761. S. 806.
9   Schreiben über eine Taufe des Evangelischen Kirchenbüros Zehdenick v. 13.12.1979, Scheringianum – Berlin, Sign.: Sch A. B 1 – 0007/1.
10 http://www.familysearch.org/Engl./S. Utah – USA.
11 [wie Anm. 7], Taufkartei Berlin, St. Marien, 1763. S. 836, Microfiches 119.
12 [wie Anm. 7], S. 932 Nr. 169, Sohn Nr. 84.

Familientafel C. A. F. Kahlbaum

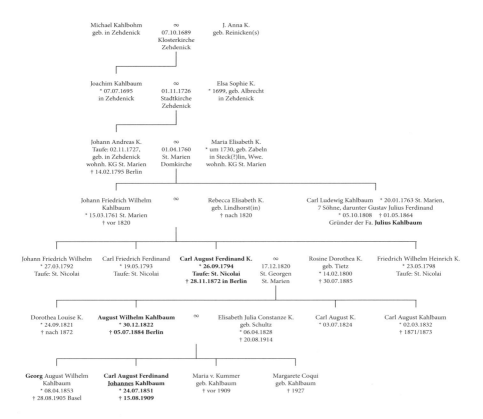

Auf eine zweite notwendige Änderung soll ebenso hingewiesen werden. Auf dem Grabstein von C. A. F. ist als Geburtsdatum der 20. September aufgeführt. Aus den Angaben im Beerdigungsbuch von St. Georg zur Lebenszeit errechnet sich indessen der 26. September 1794.[13]

Das Bild der Münzstraße um 1820 lässt sich in nachfolgender Weise beschreiben: C. A. F. bezog mit der Nummer 19 eine Wohnung in einem ›Altenheim‹, denn das Berliner Adressbuch 1819/20 weist aus, dass neben dem jungen Kahlbaum die Witwen Frau von Röder, Frau von Knoblauch, Frau von Gassten und der Rentier Hidmer (?) dort wohnten.[14]

Die Münzstraße hatte am 9. Juni 1770 durch Magistratsbeschluss ihren Namen erhalten, da hier von dem Generalmünzmeister Graumann 1752 ein königliches Münzgebäude errichtet worden war.[15]

In der Münzstraße wohnte 50 Jahre später, also 1822, die Berliner Mittelschicht, wie z. B. verschiedene Kaufleute, ein Oberamtmann, ein Polizeiinspektor, ein Justizsekretär und ein Inspektor, aber auch ein Glasermeister, ein Töpfermeister und ein chemischer Fabrikant. Am 11. Dezember 1758 wurde dort der Musiker Carl Friedrich Zelter geboren. Auf dem Grundstück neben Kahlbaum, Nummer 20, stand das Palais des Staatsministers Freiherr Karl Abraham von Zedlitz (1731–1793), der als Minister Friedrich des Großen das Abitur eingeführt haben soll. Zu dem mehrflügeligen Gebäude gehörte ein großer Park. Um 1822 war dort das Königliche lithografische Institut untergebracht.

Ab 1825 scheint Carl August Ferdinand Kahlbaum Besitzer des Hauses Nr. 19 gewesen zu sein. Andere Mieter waren nicht mehr verzeichnet. Hausbesitz stellte eine der Bedingungen für die Gründung einer Branntweinbrennerei und Destillation dar. Eine solche Gründung war damals in Berlin nicht einfach. Zwischen Branntweinbrennern und Destillateuren wurde in dieser Zeit ein Unterschied gemacht. Branntweinbrenner durften Brennen und – auch um Fuselölverunreinigungen überdecken zu können – Liköre herstellen. Der Destillateur

---

13 [wie Anm. 7], Beerdigungen St. Georgen, 1871–1873. S. 144, Nummer 589. Sign. 17/229.

14 Alle Hinweise auf die Wohnungen und Berufsbezeichnungen der genannten Bürger beziehen sich auf die Angaben in den Berliner Adressbüchern in der Microverfilmung im Zentrum für Berlinstudien Berlin, Breite Straße.

15 Friedrich Nicolai: Beschreibung der königlichen Residenzstadt Berlin. Berlin 1786 (Nachdruck Philipp Reclam jun. Leipzig 1987).

aber brauchte eine an mehrere Bedingungen geknüpfte Zulassung. Diese dürften 1822 denen von 1803 geähnelt haben. 1803 musste er das Bürgerrecht sowie ein Haus besitzen und sich vom amtierenden Landrat einen Erlaubnisschein ausschreiben lassen, für den er 200 Taler in den Invalidenfonds zu zahlen hatte. Er sollte ferner Mitglied der Destillateur-Innung sein und dazu eine Eignungsprüfung vor dem Ober-Medizinal-Kollegium oder dem Stadtphysikus abgelegt haben. Mit dem straffen Regime der Destillateur-Innung wollte man eine Überbesetzung in dieser Branche verhindern.[16]

Der Alkoholverbrauch hatte zwar durch erweiterte Anwendung in der Medizin und der Technik zugenommen, er stieg in Krisenzeiten auch in der Bevölkerung stark an, aber die Konkurrenz dürfte für C. A. F. Kahlbaum dennoch recht groß gewesen sein.

In Berlin gab es 1812 nach Angaben der 19 Polizeireviere im Berliner Adressbuch 117 Branntweinbrenner und 145 Destillateure, davon drei in der recht kurzen Münzstraße. Sie waren auch 1822 dort noch eingetragen.[17]

Friedrich Wilhelm III. hatte 1810 ein »Reglement wegen Zahlung, Erhebung und Controllirung der durch das Edikt vom 27sten October d. J. verordneten Land-Komissions Steuer« erlassen. § 6, der sechs Seiten umfasst, behandelt die Versteuerung von Branntwein.[18] Es mussten geeichte Messgefäße, so genannte Blasen, die zu versiegeln waren, beschafft und für jeden Brennvorgang Steuermarken gekauft werden, die nur zwei Tage Gültigkeit hatten. Der »Consumtions-Steuer-Officiant« hatte morgens das Siegel zu lösen und die Blase abends wieder neu zu versiegeln. Obwohl dies als sehr umständlich beklagt wurde, existierten die Zollverordnungen für Branntwein schon, als noch die Apotheker von Berlin das Privileg zur Branntweinherstellung und zum -verkauf besaßen.

---

16 Heinrich Wandt: 600 Jahre Berliner Branntweingewerbe 1353–1953. Festschrift hrsg. vom Verband Berliner Spirituosen-Hersteller e. V. o. O. u. J. [1953]. S. 35.
17 Das war in der Nummer 3 Stachow, in der 13 Sander und in der 29 Zowe sen. und jun.; Stachow gehörte wohl zu einer Branntweinbrennerdynastie, denn ein Vater und Sohn Stachow sind schon um 1750 in Berlin nachweisbar; Wandt [wie Anm. 16], 32.
18 Gesetz-Sammlung für die Königlich Preußischen Staaten. Berlin 1810. S. 40–67.

Dennoch wurde Branntwein bald ein Volksgetränk, denn er soll billiger als Bier gewesen sein.[19]

Zu Beginn des 19. Jahrhunderts begann die Kartoffelschnapsbrennerei die Kornbrennerei zu überflügeln. Der Berliner Branntweinbrenner Johann Heinrich Leberecht Pistorius (1777–1858) hatte um 1812 eine Brennerei in der Neuen Königsstraße eröffnet und schon im Oktober 1816 den Antrag gestellt, seinen Apparat, der den Destillationsvorgang verkürzte und 80%igen Alkohol erzeugte, als Patent anzuerkennen. Pistorius, der zu großem Ansehen gelangte, erwarb ein Gut in Weißensee, wo noch heute ein Platz seinen Namen führt.[20]

Das preußische Finanzministerium hatte über Patentanträge zu entscheiden, von denen in diesen Jahren sich viele Anträge auf Pistorius bezogen. Bemerkenswert ist, dass Sigismund Friedrich Hermbstaedt (1760–1833) sehr viele dieser Gutachten unterschrieb.

Das geschilderte Reglement und die neue Technik sind vielleicht der Grund dafür, dass C. A. F. Kahlbaum im Berliner Adressbuch 1820 zunächst als Kaufmann, ab 1822 als Branntweinbrenner und erst ab 1823, und dann bis 1845 als Branntweinbrenner und Destillateur genannt wird. Er führte seinen Betrieb 29 Jahre bis 1847 auf traditionell handwerkliche Weise vermutlich allein. Nachdem er anfangs wohl selbst gebrannt haben dürfte, kaufte er später Rohspiritus, wahrscheinlich aus Kartoffelbrennereien, und unterzog diese Waren einer mehrfachen Destillation im Gegenstromverfahren. Die allgemein eingeführte Methode war es um 1820, dem so erhaltenen Fuselölfreien Alkohol mit einem Holzkohleverfahren das letzte Wasser zu entziehen.

Das Preußische Finanzministerium führte um 1835 eine statistische Untersuchung durch, um festzustellen, ob es stimmt, »dass die kleineren Fabrikations Anstalten [besonders auch die auf dem Lande] sich in Folge der [...] Steuergesetze immer mehr vermindert haben«. Man stellte die Anzahl der Brennereien und das Steueraufkommen detailliert gegenüber und gelangte zu dem Ergebnis: »Während sich die Gesamtzahl der Brennereien verminderte, vermehrte sich die Zahl

---

19 Wandt [wie Anm. 16], 28f.
20 Regine Woesner: Johann Heinrich Leberecht Pistorius (1777–1858). Gutsbesitzer, Landwirt und Schnapsbrenner in Weißensee. In: Stadtgeschichtliches Museum Weißensee/Verein Weißenseer Heimatfreunde e. V. Berlin 2000. S. 18.

der fabrikmäßig betriebenen, oder [die] in größere umgewandelt sind.«[21]

Welche Stellung C. A. F Kahlbaum im Kreise seiner Mitbewerber eingenommen hat, ließ sich bisher nicht feststellen.

Carl August Ferdinand Kahlbaum war seit dem 17. Dezember 1820 mit Rosine Dorothea Tietz verheiratet. Aus der Ehe gingen eine Tochter und drei Söhne hervor. Der älteste Sohn August Wilhelm Kahlbaum, geb. am 30. Dezember 1822, ergriff den Beruf seines Vaters. 1846 ist er zum ersten Mal als Kaufmann und Destillateur neben dem Vater im Haus Münzstraße 19 eingetragen und ab 1848 steht hinter seinem Namen ein F., also die Firma, C. A. F. Kahlbaum Sohn, er muss also eine eigene Firma betrieben haben.[22] Der Senior war aber wohl recht hartnäckig, denn 1856 war der Vater wieder dabei. Vater und Sohn stehen nun unter der Firma C. A. F. Kahlbaum, dieser Name blieb bis zur Zusammenlegung mit der Chemischen Fabrik auf Aktien (vormals Schering) 1927 bestehen. Ab 1869 war Carl August Ferdinand Rentier und starb 1872.

August Wilhelm Kahlbaum errichtete eine Chemische Fabrik

August Wilhelm Kahlbaum hatte, bevor er in das Geschäft des Vaters eintrat, Gelegenheit, bei längeren Aufenthalten in Süddeutschland und im Ausland Erfahrungen zu sammeln. Es gelang ihm, den Betrieb durch Anschaffung neuer technischer Anlagen und in Zusammenarbeit mit dem Chemischen Laboratorien der Friedrich-Wilhelms-Universität zu einem Großbetrieb zu entwickeln. Zunächst hatte er dem Laboratorium der Universität Fuselöl und Vor- und Nachläufe aus der Alkoholdestillation für analytische Zwecke zur Verfügung gestellt. Diese übel riechenden Abfallprodukte fanden zuvor keine weitere Verwendung und belästigten zudem die Umgebung eines Betriebes sehr. Auf Anregung des genialen Leiters des Chemischen Instituts, August Wilhelm von Hofmann (1818–1892), zu dem sich ein freundschaftlicher Kontakt entwickelte, begann Kahlbaum Chemi-

---

21 I HA Rep. 151 Finanzministerium, II Nr. 3102. Schreiben v. Berlin d. 23. Februar 1836 ad 25545. Geheimes Staatsarchiv, Preußischer Kulturbesitz.

22 Der Verf. hat bei Forschungen zur eigenen Familie allerdings festgestellt, dass verschiedene Angaben in den Adressbüchern nicht immer ungeprüft übernommen werden können.

kalien herzustellen, die in vielen Laboratorien gebraucht wurden.[23] Nach dem Vorbild des Gießener Laboratoriums von Justus von Liebig (1803–1873) waren in Deutschland viele Laboratorien entstanden, deren Arbeit dadurch erschwert wurde, dass sie alle Chemikalien selbst herstellen mussten.

August Wilhelm von Hofmann hatte Justus von Liebig durch seinen Vater kennengelernt, der in Gießen als Universitätsbaumeister wirkte. Er studierte bei Liebig Chemie, und ging mit 27 Jahren als Privatdozent und außerordentlicher Professor nach Bonn, aber schon im Herbst übernahm er die Leitung des privaten Chemischen Institutes ›Royal College of Chemistry‹ in England. Mit zahlreichen Ehrungen ausgezeichnet blieb er etwa zehn Jahre in England. Man holte ihn mit dem Versprechen nach Bonn, er könne dort ein großes chemisches Institut aufbauen und übernehmen, was auch geschah. Mitten in der Arbeit wurde er jedoch nach dem Tode von Eilhard Mitscherlich 1865 an die Berliner Universität berufen und errichtete in der Georgenstraße das damals größte chemische Institut. Das war eine Bedingung für eine Übersiedlung nach Berlin. So wurde vor 140 Jahren in Berlin Universitätspolitik gemacht. August Wilhelm von Hofmann gilt als der herausragendste Chemiker seiner Zeit.[24]

August Wilhelm Kahlbaum griff die Anregungen Hofmanns auf, die ihm die Möglichkeit bot, bei der Spritdestillation reichlich anfallende Fuselöle aufarbeiten zu können. So wurde auf dem Grundstück Schlesische Straße 13/14 (später 16/19) die C. A. F. Kahlbaum, Fabrik für Alkoholpräparate, gegründet. In der Münzstraße verblieben die Sprit- und Likörfabrik. Nach dem Krieg 1870/71 konnte die neue Fabrik zielgerichtet ausgebaut werden, unterstützt von Hofmanns beiden Assistenten Apotheker Dr. Gustav Kraemer (1842–1915) und Apotheker Dr. Adolf Bannow (1844–1919). Zunächst ging man von den Bestandteilen der Fuselöle aus, um danach, gemäß Kraemers Vorschlag, andere Substanzen, zu denen Propanol, Propionaldehyd,

---

23 Michael Engel: Carl August Ferdinand Kahlbaum. Ein Beitrag zur Geschichte der chemischen Industrie in Berlin. In: Jahrbuch für brandenburgische Landesgeschichte 25 (1974), 146–153.

24 A. W. von Hofmann †. In: Pharmazeutische Zeitung 37 (1892), 297f. Vgl. auch Michael Engel/Brita Engel: Chemie und Chemiker in Berlin. Die Ära August Wilhelm von Hofmann 1865–1892. Berlin 1992.

Propionsäure, Iosbutanol und Alkylalkohol zählten, zu produzieren.[25]

Bereits zu dieser Zeit begann die Trennung der ›Industriechemikalienproduktion‹ von der der ›Laborchemikalien‹. C. A. F. Kahlbaum gehörte zu den ersten Betrieben, die sich diesem Produktionssektor widmeten. Man hoffte, vor den Toren Berlins eine große chemische Fabrik aufbauen zu können. Jedoch fühlten sich die Anwohner durch den Geruch belästigt, wie es in einer kleinen Chronik heißt, welche die zwanzig Jahre des Betriebes beschreibt:

»1872 am 1. Juli ist die Essigstube in Betrieb geraten und hat man ernstlich angefangen zu arbeiten im Laboratorio.

1873 haben sich etliche Nachbarn allerhand widrige Gedanken gemacht, maaßen sie einen Geruch des Laboratorii zu spüren vermeinten.

1874 hat man sich unterfangen, Senföl zu präparieren. Item ist man auch auf Jodoform verfallen und hat einen Schuppen aufgestellt.

1875 sind die Nachbarn abermals vorstellig geworden beim Rath wegen des Geruches. 1878 ist wiederum verschiedentlich wegen des Geruchs verhandelt worden und hat der Gewerbe-Vogt befohlen, dass man solle einen großen Kamin bauen. Haben aber die Aufsässigen Nachbarn dennoch keine Ruhe gegeben, sondern erhuben aufs Neue 1879 ein großes Klagen.

1881 in der Nacht vor St. Johannis Tag ist in einem Gewölbe ein geringes Feuer angefangen, welches die herbeigelaufene Feuerwehr zu löschen vermeinte; hat aber von ohngefähr etliche Büchslein mit Natriummetall voll Wasser gegossen und ein erschreckliches Getöse verursacht. Darob erhub sich abermals eine unbefugte Verbitterung unter den Nachbarn, dass Herr Wilhelm Kahlbaum sich ernsthafte Gedanken machte, wie er mit seinem Laboratorio die Stadt räumte und demnach seinem Sohn Johannem verordnete, also dass dieser das Besitztum Adlershof glücklich

1882 erkauft worauf daselbst eine neue Werkstatt aufgericht ward«[26].

In Adlershof begann man 1882 sogleich mit dem Aufbau eines Produktionslabors. 1889 wurde ein großer Bau errichtet.

Am 5. Juli 1884 verstarb der viel geehrte Herr Wilhelm Kahlbaum. Die Nachfolge in der Firma trat Johannes an.

Zuvor hatte sich aber noch etwas ereignet, was August Wilhelm und Johannes Kahlbaum mit Richard Wagner zusammen brachte.

---

25 Michael Engel: Die C. A. F. Kahlbaum Chemische Fabrik in der Schlesischen Straße zwischen 1870 und 1890. In: Jahrbuch für brandenburgische Landesgeschichte 28 (1977), 61–69.
26 Auszug aus »Schering Blätter« Jahrgang IV, H. 3 Mai 1941. S. 30–35.

Ein Theater kooperiert mit einem Dampferzeuger

Es wurde schon darauf eingegangen, dass auf dem Grundstück Münzstraße 20 ein großes Palais stand, das zuletzt als Sitz des Königlichen lithografischen Instituts diente. Dieses Grundstück konnte Rudolf Cerf (1811–1873) erwerben und darauf sein Victoriatheater mit zwar vielen Schwierigkeiten, aber großer Unterstützung des Königshauses erbauen lassen. In gewisser Weise stellte es einen Ersatz für das Königstädtische Theater, das am Alexanderplatz stand und als Privattheater pleite gegangen war, dar. Das neue Theater, das 1859 schrittweise eröffnet wurde, hatte ein Sommertheater mit 1400 und ein Wintertheater mit 1300 Plätzen, es galt auch über die deutschen Grenzen hinaus als das modernste Theater seiner Zeit. Gespielt wurde alles, was man damals auf die Bühne bringen konnte. Dazu gehörten – um das Publikum anzulocken – auch ausgesprochene Ausstattungsstücke. In den besten Zeiten fuhren Abend für Abend die Kaleschen der vornehmen Berliner in der Münzstraße vor. 1882 wollte man den ›Ring der Nibelungen‹ aufführen und hatte ein Gastspiel des Leipziger Stadttheaters organisiert. Zur ›Walküre‹ gehörten Blitz, Donner und vor allem Nebel. Dafür hatte der Intendant Hahn Genehmigungen beantragt. Er bat, ein Locomobile Nr. 5689 von der Firma ›Clayton und Schuttwerth‹ benutzen zu dürfen. Doch um fünf Uhr Nachmittag vor der Generalprobe mit dem Komponisten Richard Wagner (1813–1883) verbot der Oberbranddirektor Major von Witte mit dem Ausspruch: »Ich bin ein preußischer Beamter und kann von meinen Vorschriften nicht ablassen« die Benutzung der Dampfmaschine. Dies war keine Beamtenwillkür, hatte man um 1880 um das Theater herum doch einige Wohnhäuser gebaut und in Berlin waren schon gelegentlich renommierte Theater abgebrannt. Einer der Sänger, der ein Gut mit Schnapsbrennerei besaß, wies mit der Bemerkung, »der hat doch Dampf« auf Kahlbaums Fabrik auf dem Nachbargrundstück hin. August Wilhelm und sein Sohn Johannes waren ausgesprochene Wagner-Verehrer. So wurde noch in der Nacht ein Loch in die Grundstückswand gebrochen und aus dem Kesselhaus eine Dampfrohrleitung auf die Bühne verlegt.[27] August Wilhelm hatte alles bezahlt, er

---

27 Angelo Neumann: Erinnerungen an Richard Wagner. 3. Auflage, Leipzig 1907; Eberhard Dellé: Das Victoria-Theater in Berlin (1859–1891). Phil. Diss. Berlin 1954. S. 183.

wollte nur mit Richard Wagner einmal sprechen, was auch, allerdings nicht ganz ohne Schwierigkeiten, geschah.

Die chemische Fabrik wird nach Adlershof verlegt

In der Chronik der Fabrik heißt es weiter: Im Sommer 1890 habe man »alles Geräth und Nothdurft in das neue Werk geschafft und das alte Anwesen in der Schlesischen Straße 16/19 verkauft«. Die Spiritusreinigungsanstalt und die Likörfabrik blieben zunächst in der Münzstraße 19.

Die Überführung und der Auf- und Ausbau der C. A. F. Kahlbaum Fabrik in Adlershof erfolgte bereits in der Verantwortung des Gründerenkels Carl August Ferdinand *Johannes* Kahlbaum. Er sollte eigentlich nur die kaufmännische Leitung des Unternehmens übernehmen und hatte sich mit einer Kaufmännischen Lehre und mehrjährigen Auslandsaufenthalten darauf vorbereitet. Da sein Bruder Georg, der eigentlich als Nachfolger des Vaters vorgesehen war, seine Professorenstellung in Basel aber nicht aufgeben wollte, musste Johannes nach dem Tode seines Vaters 1884 alle drei Sparten des Unternehmens übernehmen. Schon seit 1879 hatte er als Prokurist gewirkt. Ab 1881 leitete er mit großer Umsicht und Erfolg auch die chemische Fabrik. Obwohl nicht chemisch-wissenschaftlich vorgebildet, verschaffte er dem Unternehmen und seinen Erzeugnissen Weltruf. Dabei konnte er sich auf Professor Dr. Adolf Bannow vollständig verlassen. Die Wertschätzung, die Johannes diesem zollte, kann man auch in seinem Testament erkennen.[28] Johannes lässt ihm »aus Dankbarkeit wegen seiner Tüchtigkeit« eine größere Geldsumme zukommen.

Die C. A. F. Kahlbaum Fabrik nahm in Adlershof einen guten Aufschwung, weil das Sortiment in kurzer Zeit auf 1000 Erzeugnisse, insbesondere Labor- und Industriechemikalien, ausgedehnt wurde und weil alle Erzeugnisse von ausgezeichneter Qualität waren. Um 1900 beschäftigte das Unternehmen 250 Mitarbeiter, darunter zehn Chemiker, die viele Jahre im Betrieb tätig blieben. Schon Gustav Kraemer und Adolf Bannow hatten sich in der Schlesischen Straße persönlich um die Ausbildung der Arbeiter gekümmert. Die Arbeiter galten auch in Adlershof als gut ausgebildet und zuverlässig. So

---

28 Testament Johannes Kahlbaum. Scheringianum, SchA. B 1 – 0007/1.

verwundert nicht, dass im Adlershofer Betrieb ›einfache Arbeiter‹ Chemikalien von hoher Reinheit herzustellen verstanden.

Den Arzneifertigwaren widmete man sich etwas zögerlich. Bekannt wurde Lipanin, ein aus Olivenöl gewonnenes Ersatzmittel für Lebertran. Es hatte eine konstante Zusammensetzung und war angenehm einzunehmen. Außerdem gab es zeitweilig Trichlorethylen als Chlorylen zum Einatmen bei Trigeminusneuralgien, Decorpa mit dem Bassorin-Quellkörper als Entfettungsmittel sowie Heparin »Kahlbaum«. 1909 wurden Neutralon und Neutralon B, Natriumaluminiumsilikat mit und ohne Belladonnaextrakt eingeführt. Beide Präparate und das auch schon vor dem Ersten Weltkrieg produzierte pflanzliche Abführmittel Normacol waren noch im Arzneimittelverzeichnis der DDR 1988 eingetragen.

1906 verlegte Johannes Kahlbaum die Spritfabrik aus der Münzstraße nach Adlershof. Er ließ in der neuen Kaiser-Wilhelm-Straße 18 – heute Rosa-Luxemburg-Straße 14 – ein großes Geschäftshaus mit Kontor und Lagerräumen sowie Wohnungen für ihn und seine ›ersten Beamten‹ errichten. Dieses Haus ist noch heute ein Schmuckstück der Straße und wird vom Stadtbezirk genutzt.

Johannes Kahlbaum war ein wohlhabender Unternehmer. Ihm gehörten zehn Häuser bzw. Grundstücke in und um Berlin, das gesamte Gelände der Chemischen Fabrik in Adlershof und ein von ihm erbautes Jagdschloss in Kagel bei Erkner. Leider starb er schon am 15. August 1909 mit 58 Jahren kinderlos. Gemäß seinem Testament musste der gesamte Besitz zu Gunsten einer Stiftung verkauft werden.

Nach seinem Tod stagnierte unter der Leitung eines Treuhänders die Entwicklung des Unternehmens. 1912 gingen die drei Betriebe Spritfabrik, Likörfabrik und Chemische Fabrik an die Spritbank über, sie wurden als GmbH weiter betrieben.

Im Ersten Weltkrieg fiel den Arbeitern der Chemischen Fabrik die Aufgabe zu, Giftgaskampfstoffe, insbesondere Tränengas, in Granaten zu füllen. Im Mai 1917 wurden große Teile des Werkes in Adlershof durch Feuer und Explosionen zerstört. Die Heeresverwaltung setzte alles daran, dass ab September 1917 wieder produziert werden konnte.

1920 wurden die drei Betriebe getrennt. Die Spritfabrik ging an die neu gegründete Reichsmonopolverwaltung über, die Likörfabrik wurde eine Aktiengesellschaft (AG) und schloss sich der Schultheiß-Patzenhofer-Gruppe an. Die Chemische Fabrik blieb GmbH und konnte 1922 von der 1890 gegründeten Oberschlesische Kokswerke und Chemische Fabriken AG, Berlin, die mit ihrem Börsennamen ›Oberkoks‹ bekannt wurde, übernommen werden.

Ernst Schering stellt sehr reine Chemikalien her

Zur Vorgeschichte der Berlin-Chemie AG gehören jedoch nicht nur der Spiritus und die Laborchemikalien. Ein ganz anderes Bedürfnis stand bei der Entwicklung einer weiteren pharmazeutisch-chemischen Fabrik in Berlin im Mittelpunkt. Etwa ab 1835 hatte sich mit zunehmendem Erfolg in Frankreich die Fotografie entwickelt. Auch in Deutschland beschäftigte man sich mit der neuen Erfindung. Um eine zuverlässige Qualität der Bilder zu erreichen, wurden sehr reine Silber-, Brom- und Jodsalze benötigt. Wer konnte solche Stoffe zur Verfügung stellen? Damals waren es jedenfalls vor allem Apotheker.

Apotheker Ernst Schering, 1824 in Prenzlau geboren, erlernte nach der Devise »wenn schon Apotheker, dann richtig« in der damals berühmten Apeliusschen Apotheke seinen Beruf und wurde dort und in weiteren Apotheken besonders an die Herstellung reiner Arzneistoffe herangeführt. Über ihn hieß es, er habe den Beginn seiner Laufbahn in Berlin selbstständig arrangiert. Zu bedenken ist aber, dass sein älterer Bruder seit längerer Zeit, wie dem Berliner Adressbuch zu entnehmen ist, als Justizrat im Justizministerium wirkte. Ernst Schering übernahm 1851 die Schmeißersche Apotheke in der Chausseestraße und gab ihr den Namen ›Grüne Apotheke‹. Sehr schnell baute er das Laboratorium zu einer Produktionsstätte aus und lieferte Chemikalien für Handel und Gewerbe. Er erkannte die Bedeutung der Fotografie und setzte sein ganzes Streben auf die Darstellung reinster Fotochemikalien, er beschäftigte sich besonders mit Jodsalzen. Schon auf der ersten Pariser Weltausstellung 1855 wagte es Schering, seine Jodsalze auszustellen. Seine Chemikalien entsprachen den neuen Qualitätsforderungen und man wurde auf seine Präparate aufmerksam. Das Apothekenlaboratorium erwies sich bald als zu klein, weshalb Schering 1858 – also sieben Jahre nach Übernahme der Apotheke – ein Grundstück am Stadtrand, den Wedding, erwarb. 1864 konnte die Produktion zum Wedding verlegt werden. Die schnelle Erweiterung des Unternehmens und sein Gesundheitszustand veranlassten Ernst Schering dazu, seinen Betrieb 1871 in die ›Chemische Fabrik auf Actien (vormals E. Schering)‹ umzuwandeln. Er starb am 27. Dezember 1889. Die weitere Entwicklung des Unternehmens ist mehrfach beschrieben worden.

Die Oberkoks hatte etwa zur selben Zeit, als sie Kahlbaum kaufte, auch den zweiten Berliner Großbetrieb, die ›Chemische Fabrik auf Actien (vormals E. Schering)‹ mehrheitlich übernommen. In den Folgejahren erfolgte eine Produktionskoordinierung. 1927 wurden beide Unternehmen zur Schering Kahlbaum AG zusammen geschlossen, schließlich firmierte das Unternehmen nach einer Kapitalumlagerung ab 1937 als Schering AG.

Die Fusion von Schering und Kahlbaum führt zur Spezialisierung der Betriebsstätten

Das Zweigwerk Charlottenburg der ›Chemischen Fabrik auf Actien‹ war nicht mehr erweiterungsfähig, so entschloss man sich schon 1924, die Produktion verschiedener Chemikalien nach Adlershof zu verlagern und in den Folgejahren diesen Betrieb zu einer bedeutenden Produktionsstätte für Feinchemikalien, Arzneistoffe, aber auch Pflanzenschutzmittel auszubauen.

Parallel dazu wurden im Rahmen der Konzentration in den drei Scheringbetrieben die Kontroll- und Forschungslaboratorien, die Arzneimittelformulierung und -konfektionierung und die Verwaltung im Weddinger Stammwerk ausgebaut.[29]

So kam es in Adlershof zur Ätherproduktion und später zur Herstellung von Insulin.[30] Synthalin (Dekamethylendiguanidin-Dichlorhydrat)[31], eines der ersten oralen Antidiabetika, wurde ab 1927 produziert.

Im Oktober 1923 übernahm Prof. Dr. Walter Schoeller das Hauptlabor und bezog, in Fortsetzung eines Plans seines Vorgängers Prof. Max Dohrn, die Hormonforschung in die Scheringschen Forschungsaufgaben ein. Er konnte neben anderen Wissenschaftlern insbesondere Prof. Dr. Adolf Butenandt (1903–1995) zur ständigen Mitarbeit gewinnen.

---

29 Wesentliche Informationen zur Entwicklung der CAF Kahlbaum und der E. Schering wurden übernommen von: Hans Holländer: Geschichte der Schering AG, Herausgeber: Schering AG 1955, des weiterem vom Archiv der Berlin-Chemie AG, dem Scheringianum und aus Unterlagen des Landesarchivs Berlin. Für die Genehmigung dieser Institutionen dankt der Autor.
30 Hans Holländer [wie Anm. 29], 97.
31 Hans Holländer [wie Anm. 29], 98.

Die Adlershofer Gefolgschaft, wie sie nach 1933 hieß, wurde in die Entwicklung und Produktion von Progynon (1928), Proluton (1933), Testoviron (1937), Cortiron (1939) einbezogen. Zunächst musste eine große Sammelorganisation für riesige Mengen Harn gravider Stuten, aber auch Schwangeren- und Männerharn aufgebaut werden. Der Harn wurde in großen Schalen offen eingedampft, um die Hormone und ihre Vorstufen zu gewinnen. Ab 1935 begann die Herstellung synthetischer Hormonpräparate. Seit 1939 stellte man auch Albucid her. Somit hatte das Werk in Adlershof an der Hormon- und Sulfonamidära Anteil.

Die Kriegsfolgen für den Betrieb in Adlershof

Über die Situation in den Scheringwerken gegen Ende des Krieges wurde vom Autor an anderen Stellen schon berichtet[32,33], eine ausführliche Untersuchung liegt zudem von Rainer Karlsch vor.[34] An dieser Stelle sei nur festgestellt, dass fast das gesamte Werk in Adlershof vom 25. Mai bis zum 17. Oktober 1945 demontiert wurde. Diesmal waren es nicht 96 Kisten, wie zu Napoleons Zeiten, sondern über 2 200 gefüllte Kisten und 900 Fässer mit Chemikalien, die schon am 2. Juli 1945 zum Abtransport bereitstanden. Es wurden dann mindestens 105 Eisenbahnwaggons und zwei Schiffe für den Abtransport der großen Ausrüstungsgegenstände benötigt. Als die vorhandenen Kisten nicht mehr reichten, wurden Schuppen, Türen und Fensterrahmen zu Kisten und eine ganze neue Holzbaracke zu Kisten und Verschlägen verarbeitet. In die letzten Kisten mussten die Handwerker noch ihr gesamtes Handwerkzeug verpacken.[35]

32 Gerhard Alcer: Briefe in schwerer Zeit. In: Pharmazeutische Zeitung 140 (1995), 1688–1691.
33 Gerhard Alcer: Entwicklung der Berlin-Chemie zwischen 1945 und 1990. In: 50 Jahre IfAp. Streiflichter aus der Geschichte der Pharmazie in Deutschland. IfAp Service Institut für Ärzte u. Apotheker GmbH Bad Saarow – Neu-Golm 1999. S. 319–331.
34 Rainer Karlsch: Von der Schering AG zum VEB Berlin-Chemie. Die Folgen der Teilung Berlins für die chemische Industrie im Ostteil der Stadt. In: W. Fischer / J. Bähr: Wirtschaft im geteilten Berlin 1945–1989. Berlin 1994.
35 Demontageprotokolle Werk Adlershof. Landesarchiv Berlin: C Rep. 420 Nr. 296.

Den intensiven Bemühungen der Geschäftsleitung und der Belegschaft bei der Sowjetischen Militäradministration (SMAD) war es lediglich gelungen, die bereits begonnene Demontage der Insulin- und Pernaemylproduktion (ein Leberhydrolysat) zu stoppen. Die Sowjetische Militäradministration hatte großes Interesse daran, dass Produktionsanlagen nach Beendigung der Demontage wieder aufgebaut wurden. Sie erteilte Produktionsaufträge, damit als Reparationsleistung für die sowjetischen Truppen, aber auch zur Versorgung der deutschen Bevölkerung Arzneimittel zur Verfügung standen. Die enge produktions-organisatorische und verwaltungstechnische Verflechtung der Scheringbetriebe musste daher also auch nach dem Krieg zunächst aufrecht erhalten werden, das war sowohl aus Sicht der Zentrale als auch für die Versorgung Berlins mit Schering-Arzneimitteln erforderlich und die sowjetischen Behörden mussten das notgedrungen tolerieren. Bezeichnend für die damaligen Verhältnisse war, dass die Gesamtverantwortung für die Betriebsführung der Schering Betriebe mit Einverständnis der SMAD beim Vorstandsvorsitzenden Dr. Reinhard Clerc blieb. Er besaß das Vertrauen aller vier Besatzungsmächte.

Wie in der gesamten sowjetischen Besatzungszone wurden auch in Berlin die großen Betriebe unter Sequester gestellt und am 23. März 1946 das gesamte Vermögen der Schering AG im Ostteil Berlins beschlagnahmt.

Unter Bezugnahme auf die Festlegungen der Potsdamer Konferenz bestätigte Befehl 64 der SMAD vom 17. April 1948 die Liste der Betriebe, die in Volkseigentum zu überführen waren. In Berlin betraf das die pharmazeutischen Betriebe Schering Werk Adlershof und Spindlersfeld, Chemische Fabrik Grünau, Temmler Werke Berlin–Johannisthal, Prof. Dr. Much AG, Richard Schering, Berlin N 4 und Asid Serum Institut Weißensee.[36] Zum 1. Juli 1948 wurde ein Treuhänder für den Adlershofer Betrieb von der Deutschen Treuhandverwaltung eingesetzt und der Belegschaft die Abtrennung des Adlershofer und des Spindlersfelder Werkes von der Zentrale der Scheringwerke mitgeteilt. Beide Werke wurden vereinigt und führten ab 1. Januar 1949 den Namen VEB Schering Adlershof.

---

36 Jahresbericht 1949 der Vereinigung volkseigener Betriebe (Z) Pharma, Halle (Saale), Vogelherd 1 b.

Es wurde zwar versucht, die geschäftlichen Verbindungen durch Verhandlungen, Briefwechsel und Verträge aufrecht zu erhalten, die Währungsreform und der Beginn der Berlin-Krise beendeten aber diese Bemühungen.[37]

Von diesem Zeitpunkt an nahmen das Unternehmen Schering AG und der VEB Schering Adlershof, der zum 1. Januar 1956 in VEB Berlin-Chemie umbenannt wurde, eine getrennte eigenständige Entwicklung. Die erfolgreiche Zusammenarbeit und Verflechtung der beiden chemisch-pharmazeutischen Standorte in Berlin dauerte von 1922 bis 1948, also 26 Jahre einer etwa 130-jährigen Geschichte.

Aus diesen Ausführungen und mehreren Veröffentlichungen geht hervor, dass die Entwicklung des Kahlbaum-Berlin-Chemie Betriebes, so wie die der gesamten Industrie, eng mit den gesellschaftlichen und politischen Bedingungen verknüpft war und ist. So scheint denn auch die Entwicklung des Adlershofer Betriebes in den Jahren der DDR von vornherein vorgezeichnet und Bestandteil der Gesamtentwicklung der pharmazeutischen Industrie in der DDR.

Darüber hat der Autor bereits auf dem 31. Internationalen Kongress für die Geschichte der Pharmazie 1993 in Heidelberg gesprochen und in weiteren Veröffentlichungen berichtet.[38]

Aus einem Betrieb wird ein Unternehmen

Mit großem Einsatz und unter Nutzung vieler eigener Erfahrungen begann 1990 die große Umgestaltung des ehemaligen volkseigenen Betriebes zu einer Aktiengesellschaft der Treuhandgesellschaft. Aus einem produktionsorientierten Betrieb entstand in einem historisch denkbar kurzem Zeitraum ein marktorientiertes Unternehmen.

Seit 1992 gehört die Berlin-Chemie AG zur MENARINI Group, dem größten italienischen Pharmaunternehmen mit Sitz in Florenz. Die über 3000 Mitarbeiter im Inland und Ausland erbrachten den

37 Rainer Karlsch [wie Anm. 30], 240ff.
38 Gerhard Alcer: Entwicklung der Pharma-Industrie in der DDR. In: Pharmazeutische Zeitung 139 (1994), 102–105; Gerhard Alcer: Zur Entwicklung der Pharmazeutischen Industrie [DDR] nach 1945. In: Dokumentation zum 10. Symposium Reinhardsbrunn zu Fragen der Arzneimittelmarktforschung (1986) S. 40–59; Gerhard Alcer: Lebenserinnerungen eines Apothekers. Als Industrieapotheker im VEB Chemisches Werk Berlin-Grünau. Berlin 2003 und Gerhard Alcer [wie Anm. 33], 320ff.

Beweis, dass auch unter schwierigen gesundheitspolitischen und weltwirtschaftlichen Bedingungen überdurchschnittliche Erfolge erreicht werden können.

Wenn die Berlin-Chemie AG im Jahre 2003 in Deutschland zu den 20 umsatzstärksten Pharmaunternehmen und in einigen Exportländern, wie z. B. Russland und Litauen sogar zu den Marktführern gehörte, so ist das nicht zuletzt auch der klugen Investitionspolitik von MENARINI zu verdanken, deren Strategie heißt, jeden Euro, der verdient wird, sofort wieder zu investieren.

Frank Leimkugel, Mülheim

»DEN JUDEN DAS APOTHEKERGESCHÄFT ZU ÜBERLASSEN, WURDE NICHT FÜR RATHSAM GEHALTEN« – PREUSSEN UND SEINE JÜDISCHEN APOTHEKER

Vor der Emanzipation der Juden zu Beginn des 19. Jahrhunderts sind nur wenige Einzelfälle bekannt, in denen Apothekenprivilegien an Juden vergeben wurden. Bruno Kisch nennt Moses Stenger als den ersten Juden, dem ein Apothekenprivileg verliehen wurde.[1] Nach der Pest im Jahre 1592 soll er gemeinsam mit einem nichtjüdischen Apotheker die Erlaubnis erhalten haben, eine Offizin in Neu-Ruppin zu führen. Hermann Gelder berichtet vom Kauf der Berliner Apotheke ›Zum Roten Adler‹ durch Gotthilf Margalitha am 16.4.1717, dessen Name bei der Taufe aus Perlstein latinisiert worden sein soll.[2] Nicht die Abstammung, sondern allein die Religionszugehörigkeit war zu jener Zeit Maßstab für die Vergabe von Apothekenprivilegien.

Obwohl das Edikt vom 11. März 1812, auch das erste Preußische Emanzipationsgesetz genannt, die Anerkennung der Juden als preußische Staatsbürger vollendete, ergriffen zunächst nur wenige Juden nach diesem historischen Wendepunkt in der deutsch-jüdischen Geschichte den Apothekerberuf. Zum einen handelte es sich zu jener Zeit um einen Handwerksberuf, wenn man einmal von dem kurzen Studium für ›Apotheker Erster Klasse‹ in pharmazeutischen Instituten wie dem Berliner Collegium Medico-Chirurgicum absieht.[3] Zum anderen war die faktische Emanzipation in der Pharmazie längst nicht erreicht. Im Jahre 1821 wies Minister von Altenstein in einem Schreiben an das preußische Staatsministerium darauf hin, dass Juden

---

1 Vgl. Bruno Kisch: History of the Jewish Pharmacy (Judenapotheke) in Prague. In: Historia Judaica 8 (1946), 149–180.
2 Hermann Gelder: Zur Geschichte der privilegierten Apotheken Berlin. In: Pharmazeutische Zeitung 70 (1925), 142.
3 Walther Zimmermann: Geschichtliche Übersicht über die Ausbildung des Apothekers in Deutschland. In: Wiener Pharmazeutische Wochenschrift 73 (1940), 76–79.

zum Kauf von Apotheken zugelassen werden sollten, wenn mindestens zwei Apotheken am Ort vorhanden seien, um dem Misstrauen der Bevölkerung und der Behörde zu begegnen.[4] Diese Klarstellung änderte indes nichts daran, dass an jüdische Apotheker weder Personal- noch Realkonzessionen vergeben wurden. Ein Ministerial-Rescript vom 8.10.1836 verlangte bezüglich der pharmazeutischen Staatsprüfung:

> »Auch ist im Curriculum Vitae die Religion des Prüfungs-Candidaten ausdrücklich zu bemerken, damit kein Irrtum in Hinsicht der ausländischen Juden geschehe, welche jedesmal nur dann zu den gedachten Prüfungen zu admittieren sind, wenn sie sich zugleich über die Erlangung des Staatsbürgerrechtes auszuweisen vermögen.«[5]

Man schloss also keineswegs aus, dass jüdische Kandidaten preußischer Nationalität die pharmazeutische Staatsprüfung ablegen könnten. In einem weiteren Ministerialrescript vom 13.07.1840 wurde die Nichtvergabe von Apothekenprivilegien an Juden begründet, gleichzeitig impliziert die Formulierung jedoch, dass rechtliche Gründe einer Lizenzerteilung nicht entgegenstünden, die juristischen Voraussetzungen also gegeben wären.

> »Den Juden das Apothekergeschäft zu überlassen, wurde, weil dieses Gewerbe soviel polizeiliche Aufsicht erfordert, und durch eigennützigen Betrieb dem Publikum sehr gefährlich werden kann, in den königlich preußischen Staaten nicht für rathsam gehalten.«[6]

Indem man nur bei jüdischen Apothekern eigennütziges Geschäftsgebaren voraussetzte, begründete man 28 Jahre nach der Verkündigung der Emanzipationsgesetze mit antisemitischen Klischees ein Berufsverbot, das durch bestehende Gesetze nicht zu rechtfertigen war.

Die Rechtsvorschriften in den anderen deutschen Staaten orientierten sich im wesentlichen an Preußen, wenn es auch in der Ausführung erhebliche Unterschiede gab. So verglichen Auswanderer anlässlich der Einschiffung von 200 bayerischen Juden im Mai 1838 nach Amerika den Stand der bayerischen mit dem der hessischen Emanzipation:

---

4 Lavoslav Glesinger: Beiträge zur Geschichte der Pharmazie bei den Juden. In: Monatsschrift für die Geschichte und Wissenschaft des Judentums 46 (1938), 129.
5 Joseph Müller: Das Apothekenwesen. Wien 1844. S. 34.
6 Müller [wie Anm. 5], 826.

»[…] so glaubt man kaum, dass dieses aufgeklärte gesegnete Großherzogtum Hessen so nahe an einen Staat grenzt, wo man einem Juden nicht gestattet, ein Grundstück zu besitzen, und wo man nur dem ältesten Sohn einer noch so starken israelitischen Familie erlaubt, sich zu verheiraten, und die andere Seite zum unfreiwilligen Zölibat verdammt. Im Großherzogtum Hessen, namentlich in der hessischen Rheinprovinz, ist die Emanzipation faktisch vorhanden, und selbst was noch zu wünschen ist, nämlich öffentliche Anstellungen und Beamtungen, spricht das Gesetz nicht ab, denn die Verfassung, eine der freisinnigsten Deutschlands, schließt die Juden von öffentlichen Ämtern nicht aus. Bei uns kann der Jude jedes Gewerbe betreiben, kann Grundstücke besitzen, soviel er Lust hat, kann die Arzneikunde und die Jurisprudenz ausüben, der Staat hat die Emanzipation der Juden ins Leben geführt, ohne sie gerade auszusprechen und er befindet sich wohl dabei.«[7]

Man versagte den Juden den Zugang zum Studium an den pharmazeutischen Instituten nicht – die ersten jüdischen Medizinstudenten hatten sich bereits zu Beginn des 18. Jahrhunderts eingeschrieben. Die Berufsausübung hingegen war ihnen in den meisten deutschen Staaten versagt. Damit ihnen die Türen zu Staatsämtern nicht länger verschlossen blieben, wählten zahlreiche jüdische Hochschulabsolventen den Weg der Taufe. Die Diskrepanz zwischen offenstehenden Bildungswegen und der fehlenden Möglichkeit, den erlernten Beruf zu praktizieren, sowie die sich daraus ergebenden Schwierigkeiten bei der Berufswahl veranschaulicht der Brief eines jüdischen Abiturienten im Jahre 1842:

»Theurer Freund! Ich stehe jetzt am Scheideweg meines Lebens. Welchen Weg nun einschlagen? Meine Verlegenheit ist grenzenlos. Mein Abiturientenexamen ist bestanden, die erforderlichen Vorkenntnisse zum Studiren auf der Universität habe ich erworben, aber welches Fach nun studiren? Das ist die peinliche, Tag und Nacht meine Eltern und mich quälende Frage. Zum ärztlichen Fache habe ich durchaus keine Neigung. Zudem hätte ich als Jude, als deutscher Jude, der mehr zum Leiden als zum Heilen geboren, keine Hoffnung zu einer Anstellung als Arzt. Ebensowenig darf ich als Jude Apotheker werden. Soll ich Jurisprudenz, Cammeralien, das Forst oder Bauwesen studiren? Aber alle diese Wirkungskreise sind ja den Juden meines Vaterlandes verschlossen. Oder soll ich der so unsicheren Hoffnung, es werde der Jude bald zu jeglichem Staatsdienste zugelassen, meine beste Jugendzeit, mein ganzes, beschränktes Vermögen zum Opfer bringen?«[8]

7   Allgemeine Zeitung des Judenthums 76 (1838), 347.
8   Zitiert nach Monika Richarz: Der Eintritt der Juden in die akademischen Berufe. Tübingen 1974. S. 232.

Erst 1861 wurde die jahrelange Rechtsunsicherheit in der Frage, ob jüdische Pharmazeuten eine Apotheke betreiben dürften, beendet. Bis dahin waren Juden nicht de jure, aber de facto vom Apothekerberuf ausgeschlossen. Eine Ministerialverfügung Bethmann-Hollwegs vom 5. Februar 1861, die den preußischen Juden die eigenverantwortliche Ausübung des Apothekerberufs ermöglichte, legt eindeutig fest:

> »Auf den Bericht [...] erwidere ich der Königlichen Regierung, dass nach den bestehenden Gesetzen, insbesondere nach §11 des Edicts vom 11. März 1819, §§ 1 und 4 des Gesetzes vom 23. Juli 1847 und § 54 der Allgemeinen Gewerbeordnung vom 14. Januar 1845 denjenigen Juden, welche die formelle Qualification als Apotheker erworben haben, der selbstständige Betrieb respective die Verwaltung einer Apotheke nicht versagt werden darf.«[9]

Nach Inkrafttreten dieser Verfügung erwarben zahlreiche Apotheker, zunächst in Schlesien, später auch im Berliner Raum Apothekenprivilegien. Die erste Realkonzession konnte ein jüdischer Apotheker erst 30 Jahre später, 1892 in Berlin erlangen. Über Karl Neustadt, dem die Konzession für die Eröffnung der Borussia-Apotheke in der Schönhauser Allee zugesprochen worden war, schrieb Schelenz, es handele sich um einen »ganz vortrefflichen, freidenkenden Mann«[10].

Dadurch, dass nach 1861 Juden die Leitung einer Apotheke nicht mehr verwehrt wurde und zudem vor Erteilung der Approbation ein wissenschaftliches Studium absolviert werden musste, erhöhte sich die Zahl der jüdischen Pharmaziestudenten stetig. In den ersten Jahrzehnten ihrer Tätigkeit begegneten den jüdischen Pharmazeuten viele ihrer nichtjüdischen Kollegen mit Intoleranz und Misstrauen. Etliche Väter der jungen Akademiker hatten es als erfolgreiche Kaufleute zu beträchtlichem Wohlstand gebracht und konnten ihren Kindern beim Streben nach beruflicher Selbstständigkeit finanziell unter die Arme greifen. Die Pharmazie mit ihrem janusköpfigen Charakter als naturwissenschaftlicher und kaufmännischer Beruf bildete ein geradezu ideales Profil für das in jener Zeit zu beobachtende Streben der Juden in akademische Berufe.

Der Umstand allerdings, dass namhafte Berliner Apotheken von jungen jüdischen Pharmazeuten mit betuchtem Elternhause erworben wurden, gab zu Missgunst Anlass. So erregte ein Inserat in der

---

9 Wilhelm Horn: Das preußische Medizinalwesen. Berlin 1863. S. 356.
10 Hermann Schelenz: Geschichte der Pharmazie. Berlin 1904 (Nachdruck Hildesheim 1964). S. 793.

Pharmazeutischen Zeitung von 1884 Aufsehen, in dem für die jüdische Erbin eines nicht unbeträchtlichen Vermögens ein junger Pharmazeut zwecks Eheschließung gesucht wurde.

> »Examiniertem Apotheker, mosaischer Confession, von angenehmer Persönlichkeit und guter Familie, bietet sich Gelegenheit zur Verheirathung mit einer jungen Verwandten von mir mit 100,000 Mitgift. Der Betreffende erhält außerdem noch soviel Geld als nöthig, um eine Berliner Apotheke zu erwerben.
>
> Offerten eventuell mit Photographie unter strengster Discretion und eventueller Rücksendung erbeten unter [...].«[11]

Verfehlungen jüdischer Apotheker wurden mit anderem Maßstab gemessen als die ihrer christlichen Kollegen. So berichtete Schelenz im Zusammenhang mit der Deutschen Krininalstatistik des Jahres 1886 von insgesamt 24 Kriminalfällen im Bereich der Pharmazie, darunter jedoch nur sechs kaufmännischen Delikten. In einer Anmerkung beschrieb Schelenz kurz, um welche Art von Vergehen es sich dabei handelte, um sodann auf einen Fall mit Namensnennung näher einzugehen:

> »Ein Betrugsfall, wie ihn sich Cohn gelegentlich von Militärlieferungen 1870/71 zu Schulden gekommen gelassen, ist ganz einzig in seiner Art geblieben [...], dass der Schuldige Israelit war, soll bemerkt werden, um objektiv zu referieren.«[12]

Schelenz impliziert mit seiner Anmerkung, dass die Tatsache, dass Cohn Jude sei, ihn quasi außerhalb der Kriminalstatistik stelle. Nebenbei sei bemerkt, dass Dietz Bering in seiner Studie ›Der Name als Stigma‹ Cohn als den Namen mit der »stärksten antisemitischen Ladung« bezeichnet.[13]

Einen Beleg dafür, dass jüdische Apothekenbesitzer zu Beginn des 20. Jahrhunderts bei ihren christlichen Kollegen eine gewisse Anerkennung erlangt hatten, gibt ein Bericht in der Pharmazeutischen Zeitung von 1912.[14] Die als antisemitisch bekannte ›Berliner Staatsbürgerzeitung‹ hatte zuvor in einem »Der Handverkäufer in der Apotheke« betitelten Leitartikel beklagt, dass mit Ausnahme des deutschen Ärztestandes in keinem akademischen Beruf im Laufe der

---

11 Pharmazeutische Zeitung 29 (1884), 19.
12 Schelenz [wie Anm. 10], 804.
13 Vgl. Dietz Bering: Der Name als Stigma. Stuttgart 1987. S. 159–163.
14 Pharmazeutische Zeitung 58 (1912), 715.

letzten Jahrzehnte eine solche Zuwanderung »jüdischer Elemente« zu konstatieren sei wie in der deutschen Pharmazie und dass diese im deutschen Osten begonnene Invasion jetzt auch Berlin ergriffen habe. Dies hatte er mit einer Abnahme der Bedeutung der Apotheken als wissenschaftliche Institute einerseits, andererseits einer Abnahme des »Vertrauens seitens des Publikums« in Verbindung gebracht. Er hatte die Frage aufgeworfen, ob nicht die »großstädtischen Verhältnisse«, also der hohe Anteil von Juden geleiteter Apotheken,

> »noch eine ordnungsgemäße Arzneimittelversorgung unserer erkrankten Mitbürger gewährleistet […]. Wehe aber, wenn jemand im Vertrauen auf die Reellität des Apothekers für ein Familienmitglied direkt eine Kleinigkeit gegen Erkältung oder Blutarmut oder Rheumatismus verlangt, dann tritt der tüchtige Handverkäufer, diese moderne Spezialität jüdischer Apothekenpraxis, in Aktion. Unter der Maske menschenfreundlichen Kurpfuschertums werden dem harmlosen Käufer irgendwelche für solche Zwecke zusammengebraute Tränklein aufgehängt, deren Werte kaum im entferntesten den Preisen entsprechen.«[15]

Diesem »Ausfall gegen die jüdischen Apotheker« so die Überschrift des Entgegnungsartikels, erwiderte dessen Verfasser in der Pharmazeutischen Zeitung, es könne eigentlich nicht behauptet werden, dass jüdische Apotheker an der Kriminalstatistik in überdurchschnittlichem Maße beteiligt gewesen seien. Es dürfe also nicht auf eine geringere Geschäftsmoral des jüdischen Apothekers geschlossen werden. Eine für alle Apotheker gültige Standesordnung würde vielleicht Abhilfe schaffen. Die These des anonymen Verfassers dieser Zeilen, dass Gesetze allein für jüdische Apotheker natürlich nicht gemacht werden könnten, wurde mehr als zwanzig Jahre später allerdings widerlegt.

Nur wenigen jüdischen Apothekern gelang es vor dem Beginn des Ersten Weltkrieges, standespolitisch oder fachschriftstellerisch in Erscheinung zu treten. Als eine der wenigen Ausnahmen ist Siegfried Seligmann Mühsam zu nennen, der hier kurz vorgestellt werden soll.

Siegfried Mühsam wurde 1838 als Sohn eines Brauers im oberschlesischen Landsberg geboren. Seine Eltern bestimmten, dass er den Kaufmannsberuf ergreifen sollte. Er fühlte sich in der Lehre indes so unwohl, dass er es durch Fürsprache seiner Tante durchsetzen konnte, wieder das Gymnasium zu besuchen, um anschließend den Apothe-

---

15 [wie Anm. 14].

kerberuf zu ergreifen. Mühsam studierte in Breslau, wo er sich unter primitivsten Bedingungen mit mehreren ebenso armen Studenten ein Zimmer teilte. Sein Geld reichte nur für 30 Essensmarken pro Monat, sodass er alle zwei Monate einen Fastentag einlegen musste. Nach dem mit ›sehr gut‹ bestandenen Staatsexamen erhielt er eine Assistentenstelle am Königsberger Universitätslaboratorium, die er nach kurzer Zeit gegen den Posten eines Oberapothekers im Feldzug gegen Österreich eintauschte. Mühsam empfand es als bitter, dass er zwar für eine Kriegsauszeichnung vorgeschlagen wurde, man ihn indes gemeinsam mit einem anderen Juden von der Liste wieder strich. Vom Krieg zurückgekehrt, übernahm er in Tilsit die herabgewirtschaftete ›Königliche Apotheke Zur Krone‹, die man ihm ohne jede Anzahlung im Vertrauen auf seine Tüchtigkeit und Zuverlässigkeit übergab. Die Bauern bezahlten ihre Arzneimittel im Austausch gegen Wurst, Butter und andere Lebensmittel. Von Ostpreußen zog es Mühsam nach Berlin, wo er die Adler-Apotheke in der Brunnenstraße erwarb. In der Reichshauptstadt wurde 1878 sein Sohn Erich geboren, der sich zum Kummer seines Vaters nach der mit Mühe beendeten Lehre als Apothekergehilfe von der Pharmazie abwandte. Der Schriftsteller, Anarchist und führende Kopf der Münchner Räterepublik wurde im Jahre 1934 im KZ Oranienburg von der SS ermordet. Noch 1878, dem Geburtsjahr von Erich, war die Familie nach Lübeck gezogen, wo Siegfried die Konzession zur Errichtung der St. Lorenz-Apotheke erhalten hatte. Als in Fachkreisen angesehener Apotheker war er anderen Kollegen vorgezogen worden. Mit seinem häufig benutzten ›Apotheken-Manual. Anleitung zur Herstellung von in den Apotheken gebräuchlichen Präparaten, welche in der Pharmacopöa Germanica, editio altera, keine Aufnahme gefunden haben‹ trat Mühsam auch fachschriftstellerisch in Erscheinung. Sein Neffe Paul Mühsam schildert das Familienleben im Hause seines Onkels, der nicht zuletzt durch seinen Kaiser-Wilhelm-Bart eine eindrucksvolle Erscheinung war:

> »Zu dem Haushalt gehörten ein Dienstmädchen und ein Kinderfräulein, und bei Tisch waren wir neun Personen. Es aßen außer den Kindern und mir auch die zwei Provisoren mit am Tisch, wie das damals noch üblich war. Es lag in der Zeit begründet, dass mein Onkel nach außen hin wenig von seinem Judentum zur Schau trug. Er war keineswegs der Typ des Assimilationsjuden, der sein Judentum geflissentlich zu verbergen suchte – dazu war er innerlich mit dem Judentum zu sehr verbunden. Aber er legte der Allgemeinheit gegenüber keinen Wert darauf, sondern suchte sich in die christliche Umwelt einzugliedern. Das Feiern des Weihnachtsfests mit Christbaum und Geschenken

war selbstverständlich, und in Gegenwart des Personals wurde alles Jüdische, selbst das Wort Jude, ängstlich vermieden. In religiöser Beziehung war er liberal und freigeistig eingestellt. Unbedenklich ließ er mich am christlichen Religionsunterricht teilnehmen.«[16]

Bereits in Berlin hatte Mühsam einige öffentliche Ehrenämter übernommen, in Lübeck wählte man ihn 1885 in die Bürgerschaft, der er wie auch der Freimaurerloge ›Zur Weltkugel‹ bis zu seinem Tode angehörte. 1882 wurde Mühsam zum Mitglied der ›Prüfungsbehörde für Apothekergehülfen‹ bestimmt. Seine Tochter Charlotte schreibt hierzu:

»Es war für uns Kinder ein besonderes Vergnügen, wenn die jungen Leute zur schriftlichen Prüfung zu uns kamen und zum Mittagessen bei uns eingeladen waren.«[17]

Nach dem Verkauf der St. Lorenz-Apotheke 1895 erhielt Mühsam das Amt eines Apothekenrevisors. Siegfried Seligmann Mühsam, der als Anhänger der nationalliberalen Partei durch sein Barttracht Kaisertreue dokumentierte, starb 1915, noch bevor sich die Kaiserzeit ihrem Ende zuneigte.

Mit seiner standespolitischen Laufbahn ist Mühsam sicherlich als Ausnahme und Vorreiter für seine jüdischen Kollegen zu bezeichnen. Während sich die Zahl jüdischer Apotheker bereits vor dem Ersten Weltkrieg insbesondere im östlichen Gebiet des ehemaligen Königreichs Preußen (also Schlesien, Posen, Ostpreußen und Brandenburg) stark vermehrte (in Berlin 25% der Apothekenleiter, in Breslau in der Spitze 33%)[18], kann von ihrer intensiven standespolitischen Tätigkeit erst für die Zeit zwischen 1913 und 1933 berichtet werden. Stellvertretend seien hier Wilhelm Wartenberg als Vertreter der Apothekenbesitzer und Erich Peiser als Gewerkschaftsführer genannt.

Der als Sohn eines niederschlesischen Fabrikanten 1868 in Neumittelwalde geborene Wartenberg avancierte sogar zum ämterreichsten Standespolitiker der Weimarer Republik. Bereits 1903 wählten seine Kollegen den Besitzer der ›Rothen Apotheke‹ (heute ›Berolina-Apotheke‹) am Hackeschen Markt in den Vorstand des Berliner Apotheker-Vereins, dessen Vorsitz er von 1913 bis 1923 innehatte. Noch als Würzburger Student war Wartenberg 1894 aus der Studentenver-

16 Priv. Manuskript und Erinnerungen von Charlotte Landau, geb. Mühsam.
17 [wie Anm. 16].
18 Zur Statistik vgl. Hermann Silbergleit: Die Bevölkerungs- und Berufsverhältnisse der Juden im Deutschen Reich. Berlin 1930.

bindung ›Teutonia‹ ausgeschieden, nachdem diese den ›Arierparagraphen‹ angenommen hatte. Er hatte sich danach innerlich soweit vom Judentum entfernt, dass er sich weigerte, seinen Sohn Fritz zur ›Bar Mitzwa‹ in die Synagoge zu begleiten. Zum Schatzmeister des Deutschen Apotheker-Vereins bestimmte man ihn im Jahre 1915. Wartenberg gab 1923 den Vereinsvorsitz ab, um an die Spitze der Berlin-Brandenburgischen Apothekerkammer zu wechseln. Daneben bekleidete er Ehrenämter als Handelsrichter sowie im Reichs- und Landesgesundheitsrat.[19] Als einflussreichster Standespolitiker auf Seiten der angestellten Apotheker bekleidete Erich Peiser (1886–1951) das Amt des Geschäftsführers des Verbandes Deutscher Apotheker.

Diese Vereinigung der angestellten Apotheker, die in Zeiten fehlender Niederlassungsfreiheit und einer hohen Zahl ungeduldiger Konzessionsanwärter (›Konzessionsstau‹) von besonderer Bedeutung war, wurde unter Peisers Vorsitz im Jahre 1922 in den Gewerkschaftsbund der Angestellten GDA eingegliedert. Der Erhalt einer Personalkonzession wurde von der Höhe des ›Betriebsberechtigungsalters‹ abhängig gemacht. Fünf Jahre nach der Gründung einer internationalen Apothekergewerkschaft in Prag wählte diese Organisation Peiser 1929 zu ihrem Vorsitzenden.[20]

Ein weiterer Name ist hier zu nennen, der vorwiegend Medizinhistorikern ein Begriff ist. Es handelt sich um Georg Pagel (1887–1932), Sohn des Medizinhistorikers Julius Pagel. Georg Pagel wirkte zugleich als stellvertretender Vorsitzender der Apothekerkammer Berlin-Brandenburg und des Verbandes Deutscher Apotheker. Deren Vorsitzenden Erich Peiser oblag es, am 10. Dezember 1932 für Georg Pagel die Totenehrung für den im Alter von 45 Jahren Gestorbenen im Krematorium Wilmersdorf vorzunehmen. In seiner Rede hieß es:

> »An dieser Bahre stehen mit uns im Geiste alle Angehörigen des Verbandes deutscher Apotheker. Georg Pagel ist tot, unser Führer und Freund in Leid und Not. Kaum einen Zweiten gibt es, dem die Kollegenschaft in restlosem Vertrauen so viele Ehrenämter übertrug, wie er sie innehatte. 25 Jahre war er an leitender Stelle der St. Georgen-Apotheke in Berlin tätig, deren ihm in Freundschaft verbundener Besitzer mit tränenerstickter Stimme mir die unfassbare Todesnachricht übermittelte. Wenn er dann noch wirkte als stellvertretender Vorsitzender des Verbandes Deutscher Apotheker im GDA, als Mitglied des Kammerausschusses und der Pharmazeutischen Vorprüfungs-

---

19 Pharmazeutische Zeitung 73 (1928), 414.
20 Pharmazeutische Zeitung 87 (1952), 529–531.

kommission, als stellvertretender Vorsitzender der Apothekerkammer sowie als Aufsichtsratsmitglied der Tarifgemeinschaft Deutscher Apotheker und der Zuschusskasse, so war es ihm nur deshalb möglich, diese Fülle schwerer und aufreibender Arbeit zu bewältigen, weil er von dem Willen durchdrungen war, dem Stande zu dienen und die pharmazeutischen Angestellten herauszuführen aus der Dunkelheit des sozialen Elends und steter Abhängigkeit in das helle Licht der Freiheit und selbstständigen Betätigung in ihrem Berufe. Und um so erschütterter sind wir in dem Gedanken an die unendliche Tragik dieses Lebensschicksals. Georg Pagel, der unermüdlich und immer von neuem zu dem Ziele strebte, der pharmazeutischen Angestelltenschaft die Wege zur Erreichung der Selbstständigkeit in der Vollkraft ihres Lebens zu ebnen, der für sich selbst zufrieden sein wollte mit dem Empfang einer kleinen Landapotheke – er hat die Erfüllung seines Wunsches nicht erleben dürfen.«[21]

Fast überflüssig zu erwähnen ist, dass den musikalischen Rahmen zu dieser Beisetzung das Berliner Apothekerorchester bildete, das mehrheitlich aus jüdischen Apothekern und Apothekerinnen bestand.

Bei dieser Feier handelte es sich um die letzte Totenehrung für einen jüdischen Standespolitiker vor dem 30. Januar 1933. Die Rede verdeutlicht zugleich, welches Ansehen und Vertrauen jüdische Apotheker bis zum unheilvollen Jahre 1933 gerade im preußischen Kernland besaßen, der Heimat der meisten jüdischen Pharmazeuten. Die jüdische Herkunft wurde indes kaum noch wahrgenommen, es zählte nur mehr die selbstlose und engagierte Ausübung der Ämter, wie auch ein letzter Satz aus dem Nachruf im Zentralblatt für Pharmazie deutlich macht:

»Niemals aber war persönlicher Ehrgeiz die Triebfeder zu dieser Betätigung, sondern es war das Mitgefühl für die Nöte der in abhängiger und oft gedrückter Stellung befindlichen Kollegen«[22].

Abschließend soll nicht unerwähnt bleiben, dass bis Anfang 1933 drei der 31 Gaue des Deutschen Apotheker-Vereins, nämlich Berlin-Brandenburg, Nieder- und Oberschlesien unter der Leitung jüdischer Apotheker standen. Dies rechtfertig zu dem Resümee, dass Apothekern jüdischer Abstammung ein Vertrauen in der deutschen Apothekerschaft entgegen gebracht wurde, das weit über ihre zahlenmäßige Repräsentanz hinausreichte.

21 Zentralblatt für Pharmazie 29 (1933), 24f.
22 [wie Anm. 20].

Ansgar Schockmann, Berlin

DER PREUSSISCHE APOTHEKERRAT UND DIE APOTHEKENBETRIEBSORDNUNG VON 1902

Einführung

Die historische Entwicklung der Apothekengesetzgebung zählt zu den wichtigen Untersuchungsobjekten der Pharmaziegeschichte. Einen besonderen Stellenwert nehmen dabei die Apothekenbetriebsordnungen ein, die sich bis heute aus der öffentlichen Aufgabe begründen, die von den Apotheken zu erfüllen ist.

Die folgenden Ausführungen behandeln die Entstehung der preußischen Apothekenbetriebsordnung vom 18. Februar 1902, die in ihren Grundzügen in den ehemals preußischen Gebieten Westdeutschlands bis zum In-Kraft-Treten der Bundesapothekenbetriebsordnung im Jahre 1969 gültig blieb.[1]

Wie der Beitragstitel schon andeutet, soll dabei vor allem die Rolle des preußischen Apothekerrats beleuchtet werden, der im Jahre 1901 mit der Begutachtung eines im preußischen Kultusministerium erarbeiteten Entwurfs neuer Betriebsvorschriften beauftragt wurde.

Gegliedert ist der Beitrag in sechs Teile. Nach einer allgemeinen Einführung wird kurz die Geschichte des preußischen Apotheker-

---

1 Mit der Bundesapothekerordnung vom 5.06.1968 (BGB l. I (1968), 601–604) und der Verordnung über den Betrieb von Apotheken vom 7.08.1968 (BGBl. I (1968), 939–946) verlor die preußische Apothekenbetriebsordnung in den meisten ehemals preußischen Gebieten Westdeutschlands zum 1.01.1969 ihre Gültigkeit, sofern nicht, wie etwa 1959 in Rheinland-Pfalz, bereits eine länderspezifische Apothekenbetriebsordnung eingeführt worden war; siehe hierzu Joe Weingarten: Staatliche Wirtschaftsaufsicht in Deutschland. Die Entwicklung der Apothekenaufsicht Preußens und Nordrhein-Westfalens von ihrer Gründung bis zur Gegenwart. Opladen 1989 (Beiträge zur sozialwissenschaftlichen Forschung, 106). S. 162–166; sowie auch Wolf Bauer: Ausgewählte Aspekte der Apothekenbetriebsordnung. Nat. wiss. Diss. Marburg 1990. S. 112–114.

rats geschildert. Anschließend wird sowohl auf die Vorgeschichte als auch auf den Verlauf der Tagung des preußischen Apothekerrats zur Apothekenbetriebsordnung eingegangen. Um die Umsetzung der Empfehlungen des Apothekerrats durch das Kultusministerium beurteilen zu können, wird die 1902 erschienene Verordnung näher beleuchtet.[2] Abschließend folgt ein Resümee, das die Mitwirkungsmöglichkeiten des preußischen Apothekerrats bei der Gestaltung der Apothekenbetriebsordnung von 1902 zusammenfasst und bewertet.

Zur Geschichte des preußischen Apothekerrats

An der Wende vom 19. zum 20. Jahrhundert befand sich das Pharmaziewesen in einem tiefgreifenden Strukturwandel. Der wissenschaftliche Fortschritt, das vermehrte Aufkommen der industriellen Arzneimittel und nicht zuletzt sozialpolitische und übergreifende gesellschaftliche Veränderungen machten Reformen des Apotheken- und Arzneimittelrechts erforderlich.[3]

2 Auf die allgemeine Geschichte von Apothekenbetriebsordnungen soll an dieser Stelle nicht näher eingegangen werden. Zur preußischen Apothekenbetriebsordnung von 1902 und den zahlreichen Änderungs- und Ergänzungserlassen sind folgende Veröffentlichungen zu nennen: Ernst Urban: Die preußische Apothekenbetriebsordnung mit den ergänzenden Verordnungen und Erlassen. Berlin 1917; ferner Waldemar Kahler: Das Apothekenwesen. Berlin 1937 (Handbücherei für den öffentlichen Gesundheitsdienst, 5). S. 81–86; sowie O[tto] Anselmino: Apotheken-Betriebsordnungen. Eine Sammlung der im Deutschen Reich, in den einzelnen Bundesstaaten, in Elsaß-Lothringen und in den Schutzgebieten geltenden gesetzlichen Bestimmungen über Einrichtung, Betrieb und Personal der Apotheken, einschließlich der homöopathischen Apotheken, der ärztlichen und tierärztlichen Hausapotheken. Berlin 1912. S. 21–49; ferner Weingarten [wie Anm. 1], 54–57; Bauer [wie Anm. 1], 94–118. Unerwähnt blieben bislang die Gutachten des preußischen Apothekerrats zur Apothekenbetriebsordnung.

3 So wurden etwa die Vorschriften zum Verkehr mit Arzneimitteln neu geregelt. Zu den Kaiserlichen Verordnungen über den Verkehr mit Arzneimitteln vom 27.01.1890 und vom 22.10.1901 siehe Ulla Meinecke: Apothekenbindung und Freiverkäuflichkeit von Arzneimitteln. Darstellung der historischen Entwicklung bis zur Kaiserlichen Verordnung von 1901 unter besonderer Berücksichtigung des Kurfürstentums Brandenburg und des Königreiches Preußen. Nat. wiss. Diss. Marburg 1971. Darüber hinaus novellierte Preußen im Jahre 1896 entsprechend einer reichseinheitlichen Musterverordnung die Bestim-

Für die Planung und Ausführung der immer komplexer werdenden Rechtsvorschriften wurde es jedoch auf Seiten des Staates zunehmend unentbehrlich, Fachleute heranzuziehen. Dieser Bedarf an einer ›Verfachlichung‹ der Behörden traf auf das Bemühen der Apothekerschaft, ihren Einfluss bei der Regierung zur Geltung zu bringen, was zusammen die entscheidenden Voraussetzungen zur Schaffung von Apotheker- und Medizinalbeiräten bildete.

Vor diesem Hintergrund wurde durch Königliche Genehmigung vom 29. April 1896 nach dem Vorbild anderer Beiräte Preußens der preußische Apothekerrat ins Leben gerufen. Er bestand bis zum Jahre 1921, als er zusammen mit der Technischen Kommission für pharmazeutische Angelegenheiten und der Wissenschaftlichen Deputation für das Medizinalwesen im preußischen Landesgesundheitsrat aufging.

Eine Geschäftsanweisung regelte Organisation, Aufgaben und Zusammensetzung des Apothekerrats. Danach hatte der Apothekerrat das Kultusministerium in speziellen Organisations- und Verwaltungsfragen des Apothekenwesens zu beraten und zugleich die Interessen der Apotheker wahrzunehmen. Zwischen 1897 und 1900 hatte der Apothekerrat bereits Ministerialvorlagen zur Frage der Zulassung von Frauen zum Pharmaziestudium, zur Reform der Vor- und Ausbildung der Apotheker und zur Schaffung der preußischen Apothekerkammern begutachtet.

Zusammengesetzt war der Apothekerrat aus dem Leiter der preußischen Medizinalabteilung des Kultusministeriums als Vorsitzendem sowie den medizinischen Fachbeamten der Medizinalabteilung, vier Apothekeninhabern und vier nicht-selbstständigen Apothekern. Als der Apothekerrat im Jahre 1901 zur Apothekenbetriebsordnung tagte, bestand er aus folgenden Personen: dem Vorsitzenden Dr. Adolph Förster (1847–1919); den medizinischen Fachbeamten Dr. Moritz Pistor (1835–1924), Dr. Adolf Schmidtmann (1851–1911) und Dr. Martin Kirchner (1854–1925); dem pharmazeutischen Assessor der Medizinalabteilung und Apothekenbesitzer Max Froelich (1851–1928); den Apothekenbesitzern Charles Annatò (1854–1918), Oskar Con-

---

mungen zur Abgabe stark wirkender Arzneimittel; siehe hierzu K[urt] von Gneist: Die Apothekergesetze des Deutschen Reiches und Preußens. Berlin 1925. S. 455–465. Außerdem führte Preußen 1894 die Personalkonzession als Betriebsberechtigung ein und reformierte 1898 die Arzneitaxe; vgl. Kahler [wie Anm. 2], 152.

tzen (1844–1930), Dr. Karl Schacht (1836–1905) und Adolf Tychsen (1858 – nach 6/1918); den angestellten Apothekern Ernst Engelbrecht (1864–1920) und Max Wolff (1866 – nach 1946) sowie dem ehemaligen Apothekenbesitzer Dr. Gustav Hartmann (1835–1917).[4]

Vorgeschichte zu den Themen der Tagung des Apothekerrats im Jahre 1901

In Preußen waren die für die Oberaufsicht und den Betrieb von Apotheken geltenden Vorschriften zunächst in der Revidierten Apothekerordnung vom 11. Oktober 1801 in Titel II und III zusammengefasst.[5] Die Revidierte Apothekerordnung galt jedoch nur in den altpreußischen Gebieten, nicht aber in den nach 1801 zu Preußen gekommenen Provinzen, wie etwa in Schleswig-Holstein oder Hannover. Überdies wurde die Revidierte Apothekerordnung im Laufe der Zeit durch ein umfangreiches Regelwerk ergänzt. Diese Unübersichtlichkeit bewog das preußische Kultusministerium bereits Anfang der 1890er Jahre dazu, zusammengefasste, für das Gebiet der gesamten Monarchie gültige Apothekenbetriebs- und Revisionsvorschriften auszuarbeiten. Veröffentlicht wurden diese am 16. Dezember 1893 als

4   Zu den Biografien der genannten Personen siehe Ansgar Schockmann: Der preußische Apothekerrat und die Medizinal- und Apothekenverwaltung zu Beginn des 19. Jahrhunderts bis zum Jahre 1921 – Vorgeschichte, Organisation, Zusammensetzung und Tätigkeit des Beirats. Nat. wiss. Diss. Marburg 2005. Annatò und Tychsen waren 1896 in ihrer Funktion als nicht-selbstständige Apotheker und Hartmann als Apothekeninhaber berufen worden. Im Verlauf der ersten Amtsperiode des Apothekerrats (1896–1901) avancierten Annatò und Tychsen jedoch zu Inhabern und Hartmann hatte seine Apotheke verkauft, womit die paritätische Besetzung des Beirats mit Besitzern und Angestellten faktisch ausgehöhlt worden war.

5   Abgedruckt bei H[ermann Julius] Böttger / Ernst Urban: Die Preußischen Apothekengesetze mit Einschluß der reichsgesetzlichen Bestimmungen über den Betrieb des Apothekergewerbes. Berlin 1913. S. 244–258. Die Revidierte Apothekerordnung vom 11.10.1801 bildete gewissermaßen die gesetzliche Grundlage des preußischen Apothekenwesens und der später auf dem Verwaltungswege erlassenen Apothekenbetriebsordnungen von 1893 und 1902. Die damalige Rechtsprechung brachte so auch eindeutig zum Ausdruck, dass durch die Apothekenbetriebsordnung nicht neues Recht geschaffen wurde, sondern ihre Bestimmungen nur soweit gültig waren, wie sie auf der Apothekerordnung von 1801 fußten.

Betriebs-[6] und Revisionsanweisungen[7]. Offenbar erfuhren auch diese Bestimmungen innerhalb weniger Jahre zahlreiche Ergänzungen und Abänderungen, so dass wiederum eine grundlegende Neufassung erforderlich wurde, die nunmehr dem Apothekerrat zur Begutachtung vorgelegt wurde.

Neben den allgemeinen Bestimmungen der Apothekenbetriebsordnung hatte der Apothekerrat im Besonderen Empfehlungen zur Beibehaltung der Residenzpflicht der Apothekenbesitzer sowie zur Einführung einer Nachttaxe abzugeben. Überdies wurde dem Apothekerrat die erstmalige Einführung einer eingeschränkten, fakultativen Sonntagsruhe in die Apothekenbetriebsordnung zur Begutachtung vorgelegt.

Die aktuellen Hintergründe für die Behandlung der drei zuletzt genannten Grundsatzfragen gehen aus den Akten des Kultusministeriums hervor. So lagen zahlreiche Gesuche von großstädtischen Apothekenbesitzern vor, die um Befreiung von der Residenzpflicht – also vom Zwang im Haus der Apotheke wohnen zu müssen – baten.[8]

Bei der Einführung und Höhe einer Nachttaxe waren es die kontroversen, fachpolitischen Diskussionen seit Anfang der neunziger Jahre des 19. Jahrhunderts, die eine Begutachtung dieser Thematik durch den Apothekerrat erforderlich erscheinen ließen.[9]

6 »Vorschriften über Einrichtung und Betrieb der Apotheken, Zweig- (Filial-) Apotheken, Krankenhaus-Apotheken (Dispensiranstalten [sic]) und ärztlichen Hausapotheken.« Runderlass vom 16.12.1893. Abgedruckt bei M[oritz] Pistor: Das Apothekenwesen in Preussen nach deutschem Reichs- und preussischem Landesrecht. Berlin 1894. S. 201–218.

7 »Anweisungen zur amtlichen Besichtigung der Apotheken, Zweig- (Filial-) Apotheken, Krankenhaus-Apotheken (Dispensiranstalten [sic]) und ärztlichen Hausapotheken.« Runderlass vom 16.12.1893, abgedruckt bei Pistor [wie Anm. 6], 229–251.

8 Die Residenzpflicht der Apothekenbesitzer war bereits in § 2 der Apothekenbetriebsordnung von 1893 vorgeschrieben worden.

9 Bei der Nachttaxe handelte es sich um einen Aufschlag für die Abgabe von apothekenüblichen Waren während der Nachtzeit. Schon in den siebziger Jahren des 19. Jahrhunderts wurde die Einführung einer Nachttaxe in der Fachöffentlichkeit erörtert; vgl. Hermann Schelenz: Geschichte der Pharmazie. Berlin 1904 (Nachdruck Hildesheim 1962). S. 749. Da die Königlich preußische Arzneitaxe mit Bezug auf § 30 der Betriebsanweisung von 1893 einen Taxaufschlag bei Anfertigung von Rezepten zur Nachtzeit nicht vorsah, musste vor etwaiger Einführung einer Nachttaxe zunächst die Apotheken-

Hintergrund für die Behandlung der Frage, ob sonntags die Apotheken ohne Dienstbereitschaft geschlossen werden dürfen, bildeten neben den sozialpolitischen Forderungen der angestellten Apotheker die gegen Ende des 19. Jahrhunderts eingeführten Ladenschlusszeiten, die jedoch für Apotheken nicht galten. De facto blieben Apotheken also zur dauernden Dienstbereitschaft verpflichtet.[10] Neben den angestellten Apothekern waren es vor allem zahlreiche allein arbeitende Landapothekenbesitzer, die sich um die Einführung einer Sonntagsruhe bemühten. Viele Besitzer von Großstadtapotheken und zahlreiche Medizinalbeamte gehörten dagegen zu den Gegnern der Sonntagsruhe. Den unmittelbaren Anlass zur Behandlung der Sonntagsruhe im Apothekerrat bot eine am 17. März 1900 überreichte Petition preußischer Landapothekenbesitzer an das Abgeordnetenhaus.[11] Darin wurde gebeten,

betriebsordnung angepasst werden. Die preußische Medizinalverwaltung verhielt sich gegenüber der Gewährung eines Nachtzuschlags jedoch eher reserviert und hatte noch im Jahre 1900 eine Petition zur Einführung der Nachttaxe abschlägig beschieden; vgl. Pharmaceutische Zeitung 44 (1899), 772; sowie Pharmaceutische Zeitung 45 (1900), 98.

10 Neben § 30 der Betriebsanweisung von 1893 galt für Apotheken das Preußische Allgemeine Landrecht von 1794, Teil II, Tit. 8: »§ 469. Ein Apotheker ist bei Verlust seines Rechtes schuldig, dafür zu sorgen, daß die nöthigen Arzneimittel bei ihm in gehöriger Güte zu allen Zeiten zu haben sind. § 470. Auch muß er solche Veranstaltungen treffen, daß das Publikum und die Kranken mit deren Zubereitung, es sei bei Tage oder Nacht, schleunigst gefördert werden.« – H[ermann Julius] Böttger: Die Preussischen Apothekergesetze mit Einschluss der reichsgesetzlichen Bestimmungen über den Betrieb des Apothekergewerbes. Berlin 1894. S. 177. Darüber hinaus war für die Apotheker die Revidierte Apothekerordnung vom 11.10.1801, Tit. III § 2a und besonders § 2f gültig: »In gleicher Strafe soll derjenige Apotheker genommen werden, welcher die ihm zugeschickten Recepte, es sei bei Tage oder bei Nacht, nicht sogleich, ohne Aufhaltung verfertigt, den Handverkauf vorzieht und die Patienten ohne Noth auf die Medicin warten lässt.« – Böttger [wie Anm. 10], 208. Ferner ist auf § 30 der Betriebsanweisung vom 16.12.1893 hinzuweisen, der die Ausführung ärztlicher Verordnungen, jederzeit und ohne Verzug vorsah; vgl. Böttger [wie Anm. 10], 230.

11 Vgl. Pharmaceutische Zeitung 45 (1900), 215f. Zur Biografie des Initiators der Petition, Alfons Zimmermann (1855–1900), vgl. Pharmaceutische Zeitung 45 (1900), 955.

»dass es den ohne Gehilfen arbeitenden Besitzern von Apotheken auf dem Lande und in kleinen Städten gestattet sei, an Sonn- und hohen christlichen Festtagen, einschliesslich am Geburtstage Seiner Majestät, ihre Apotheken Nachmittags zu schliessen«.[12]

Bereits am 23. März 1900 veranlasste daraufhin das preußische Kultusministerium eine Befragung der Regierungspräsidien zur Sonntagsruhe[13]. Zahlreiche Apotheker bezweifelten jedoch, dass die Regierungspräsidenten die fachliche Kompetenz zur Beurteilung dieses Themas besäßen. Sie forderten stattdessen, selbst in den Entscheidungsprozess des Ministeriums einbezogen zu werden[14]. Von Seiten der preußischen Ministerialverwaltung war dies jedoch zunächst nicht vorgesehen. Erst als sich im September 1900 auch der Deutsche Apotheker-Verein für eine eingeschränkte Sonntagsruhe der allein arbeitenden Apotheker aussprach,[15] gab das Kultusministerium angesichts des wachsenden fachpolitischen Drucks seine ursprüngliche Position auf und entschied, den Apothekerrat zur Frage der Sonntagsruhe zu hören.

Die Tagung des preußischen Apothekerrats im Jahre 1901

Im Januar 1901 beantragte der Vorsitzende des Apothekerrats und Leiter der Medizinalabteilung des preußischen Kultusministeriums, Adolph Förster, bei seinem Dienstherrn, dem Kultusminister Konrad von Studt (1838–1921),[16] die Einberufung des Apothekerrats zu den genannten Themen.[17] Die Tagung des Apothekerrats wurde wenig später genehmigt und für den 10. und 11. Mai 1901 im Ministerium der geistlichen, Unterrichts- und Medizinal-Angelegenheiten in Ber-

12 Pharmaceutische Zeitung 45 (1900), 215.
13 Die Berichte der Regierungspräsidenten, die ein sehr unterschiedliches Meinungsbild zur Sonntagsruhe der Apotheken aufzeigen, sind erhalten: GStA PK, I. HA Rep. 76 VIII B, Nr. 1134 (nicht foliiert).
14 Vgl. Pharmaceutische Zeitung 46 (1901), 63.
15 Vgl. Pharmaceutische Zeitung 45 (1900), 714.
16 Zur Biografie Konrad von Studts siehe Walther Killy / Rudolf Vierhaus (Hrsgg.): Deutsche Biographische Enzyklopädie. Bd. 9. München 1998. S. 606.
17 Schreiben Försters an von Studt vom 14.01.1901 sowie die Genehmigung von Studts vom 17.01.1901. In: GStA PK, I. HA Rep. 76 VIII A, Nr. 1858 (nicht foliiert).

lin anberaumt. Die Ministerialvorlage beinhaltete den Entwurf zur neuen Apothekenbetriebsordnung und gab zugleich die wesentlichen Fragestellungen vor.[18] Mit der Erstellung des gutachterlichen Haupt- und Korreferats wurde jeweils ein pharmazeutisches Beiratsmitglied beauftragt. Die Referate waren gedruckt und den anderen Mitgliedern des Apothekerrats rechtzeitig vor der Tagung zugesandt worden. In der Tagung trugen die Referenten zunächst selbst ihre Gutachten vor. Daran schlossen sich die Diskussion und schließlich die Abstimmung über die Leit- bzw. Beschlusssätze des Apothekerrats an.

Anhand der erhalten gebliebenen Referate und des Protokolls kann der Tagungsverlauf gut rekonstruiert werden.[19] Zunächst soll auf das Hauptreferat des Kölner Apothekeninhabers Oskar Contzen[20] eingegangen werden. Er referierte zu den Themen allgemeine Bestimmun-

18 Der pharmazeutische Assessor der Medizinalabteilung und Mitglied des Apothekerrats, Max Froelich, hatte den Entwurf zur Apothekenbetriebsordnung im Herbst 1900 erstellt und dem für das Pharmaziewesen verantwortlichen Vortragenden Rat im preußischen Kultusministerium, Moritz Pistor, vorgelegt. Nachdem dieser geringfügige Änderungsvorschläge eingebracht hatte, diente der Entwurf als Grundlage für die gutachterlichen Stellungnahmen der Haupt- und Korreferenten des Apothekerrats; siehe GStA PK, I. HA Rep. 76 VIII A, Nr. 1858 (nicht foliiert).
19 Zur Tagung des Apothekerrats im Jahre 1901 wurden zwei Vorlagen erstellt. Die erste Tagungsvorlage zur Apothekenbetriebsordnung einschließlich der Residenzpflicht und Nachttaxe umfasst 51 Seiten: Seite 1 Vorbemerkungen, Seite 3 bis 19 Ministerialentwurf der Apothekenbetriebsordnung und Revisionsanweisung, Seite 21 bis 39 enthält das Hauptreferat von Oskar Contzen, Seite 41 bis 51 enthält das Korreferat von Charles Annatò. Die zweite Tagungsvorlage behandelt die Fragestellung zur Sonntagsruhe und umfasst 17 Seiten: Seite 1 Vorbemerkungen, Seite 3 bis 7 Hauptreferat von Adolf Tychsen, Seite 9 bis 17 Korreferat von Ernst Engelbrecht. Beide Tagungsvorlagen sind etwas kleiner als das heutige DIN A 4 Papierformat (ca. 28,5 cm × 21,5 cm). In: GStA PK, I. HA Rep. 76 VIII B, Nr. 1043 (nicht foliiert). Das Tagungsprotokoll (1901) enthält insgesamt 25 maschinengeschriebene Seiten im DIN A 4 Papierformat. In: GStA PK, I. HA Rep. 76 VIII A, Nr. 1858 (nicht foliiert). Soweit nicht anders angegeben, dienten diese Tagungsvorlagen (1901/1) und (1901/2) sowie das Tagungsprotokoll (1901) als Quelle der vorliegenden Untersuchung.
20 Oskar Contzen war Besitzer der traditionsreichen Dom-Apotheke in Köln. Von 1893 bis 1921 hatte er den Vorsitz des Kreises Köln im Deutschen Apotheker-Verein inne. Er war überdies von 1902 bis 1919 Mitglied der rheinischen Apothekerkammer; vgl. Schockmann [wie Anm. 4].

gen der Apothekenbetriebsordnung, Residenzpflicht und Nachttaxe. Dabei zeigte sein gutachterliches Referat in einigen Punkten entscheidende Abweichungen gegenüber dem Ministerialentwurf zur Apothekenbetriebsordnung. So schlug der Kölner Apothekenbesitzer vor, die bislang nicht beaufsichtigten tierärztlichen Apotheken einer Medizinalaufsicht zu unterstellen.[21] Zur Geräteausstattung war Contzen zwar mit dem Vorschlag einverstanden, in den Apotheken jeweils eine Vorrichtung zur Herstellung von Tabletten vorzuhalten, wollte aber außerdem das Vorhandensein eines Sterilisationsapparats zur Pflicht machen. Mit seiner Anregung, das so genannte Elaborations- und das Warenprüfungsbuch abzuschaffen, die er für nicht mehr zeitgemäß hielt, verfolgte Contzen das Ziel, die Dokumentationspflichten im Apothekenbetrieb zu vereinfachen.[22] Unmissverständlich lehnte der Referent es dabei zugleich ab, die heftig umstrittene, 1899 erlassene Kopierverordnung beizubehalten und in die Apothekenbetriebsvorschriften aufzunehmen. Statt für die Kopierverordnung, die in Preußen erstmals die Angabe der Inhaltsstoffe von Rezepturen auf den Umhüllungen der Arzneimittelgefäße vorschrieb, votierte Contzen für die Wiedereinführung des abgeschafften Rezeptkopierbuches und stimmte damit mit der damaligen Position des Deutschen Apotheker-Vereins überein.[23]

21 Zum Dispensierrecht der Tierärzte siehe auch A[lfred] Adlung / G[eorg] Urdang: Grundriß der Geschichte der Pharmazie. Berlin 1935. S. 192–196.
22 Das Elaborationsbuch (Arbeitstagebuch) diente dazu, die in den Apotheken selbst bereiteten chemischen und pharmazeutischen Präparate alphabetisch und chronologisch zu dokumentieren. Es war bereits in der Revidierten Apothekerordnung von 1801 vorgeschrieben. Das 1893 eingeführte Warenprüfungsbuch enthielt neben Angabe der Bezugsquelle den Nachweis, dass jede bezogene Ware bzw. jedes Arzneimittel, bevor sie vorrätig gehalten wurden, der Prüfung durch den Apotheker unterzogen worden war. Contzen begründete seine Forderung nach Streichung beider Bücher damit, dass der Verantwortlichkeit des Apothekers für die Beschaffenheit von selbst bereiteten als auch gekauften Präparaten einfacher mit der Vorschrift genüge getan werden könne, »sämmtliche« Mittel nach den Bestimmungen des Arzneibuchs vor Ingebrauchnahme »auf Echtheit und Reinheit sorgfältig zu prüfen«, wobei die Revisionen der Apotheken eine ausreichende Bürgschaft für die Ausführung dieser Vorschrift gewähren würden; siehe Tagungsvorlage (1901/1), 28.
23 Die so genannte Kopierverordnung wurde am 8.05.1899 erlassen; vgl. GStA PK, I. HA Rep. 76 VIII B, Nr. 1118 (nicht foliiert); sowie Pharmaceutische Zeitung 44 (1899), 355. Schon am 12.10.1899 wandte sich der Deutsche Apotheker-

Zur Frage der Residenzpflicht vertrat der Großstadtapotheker Contzen zwar die Auffassung, dass es durchaus sinnvoll sei, Wohnung und Betrieb miteinander zu verbinden, jedoch verlangte er, diese Regelung aufgrund der Entwicklung der wirtschaftlichen Verhältnisse zeitgemäß anzupassen. Die Verpflichtung stelle seiner Ansicht nach inzwischen die Existenz mancher Apotheken in Frage, da bezahlbarer Wohnraum im Haus der Apotheke oft nicht zu haben sei. Auch erinnerte Contzen daran, dass manche Personalkonzessionare genau aus diesem Grunde auf eine verliehene Betriebsberechtigung verzichteten. Contzen beantragte deshalb, diese Vorschrift durch folgende Fassung zu entschärfen:

> »Der Apotheken-Vorstand (Besitzer, Verwalter) muß thunlichst in demselben Hause wohnen, in welchem die Apotheke sich befindet. Der Bezug einer Wohnung außerhalb des Apothekenbetriebes ist nur dann zulässig, wenn ein vereideter approbirter Gehülfe in Abwesenheit des Apotheken-Vorstandes mit der Leitung des Betriebes betraut ist.«[24]

Zur Frage der Nachttaxe argumentierte Contzen, dass diese finanziell kaum zu Buche schlagen würde und als »Straf- und Zuchtmittel«[25] allemal ungeeignet sei. Ferner wäre der kostenlose Nachtdienst eine Verpflichtung, die sich aus den besonderen Rechten der preußischen Apotheker ableiten ließe. Er begründete diese Auffassung damit, dass das preußische Konzessionssystem – anders als in Ländern mit Gewerbefreiheit – Konkurrenzschutz biete, wofür der kostenlose Nachtdienst eine Gegenleistung darstelle. Darüber hinaus würde die Erhebung einer Nachttaxe die Meinung über zu hohe Apothekenpreise nähren, was nur zur Stärkung der konkurrierenden Drogerien beitragen könnte. Darauf aufbauend lehnte Contzen im Einklang mit vielen Großstadtapothekern die Nachttaxe ab.

Verein mit der Bitte an den Minister, eine Gebühr für die Abschrift und den damit verbundenen Mehraufwand erheben zu dürfen und die Eintragung in das Rezeptkopierbuch wegfallen zu lassen. Daraufhin entfiel wenig später die Verpflichtung zur Eintragung der Rezepte in das Rezeptkopierbuch; vgl. GStA PK, I. HA Rep. 76 VIII B, Nr. 1118 (nicht foliiert); sowie Pharmaceutische Zeitung 45 (1900), 64.
24 Tagungsvorlage (1901/1), 36.
25 Tagungsvorlage (1901/1), 38.

Charles Annatò[26] übernahm das Korreferat und hob in seiner Erörterung vor allem die Punkte hervor, in denen er einen anderen Standpunkt vertrat als der Hauptreferent Contzen. Im Gegensatz zu Contzen hielt der Naumburger Apothekenbesitzer entsprechend des Ministerialentwurfs am Elaborations- und Warenprüfungsbuch fest. Ebenso trat er für die Übernahme der Kopierverordnung in die Apothekenbetriebsvorschriften ein, machte dazu aber einige Verbesserungsvorschläge.

Der Residenzpflicht des Apothekenbesitzers stimmte Annatò ebenso wie sein Vorredner prinzipiell nicht zu, denn immerhin könne sich ein Apothekenbesitzer bis zu vierzehn Tage durch einen nicht approbierten Assistenten und bei längerer Abwesenheit durch einen approbierten Apotheker vertreten lassen, was die Sicherheit der Arzneiversorgung bisher nicht gefährdet habe. Gleichwohl entschied Annatò aus wirtschaftlichen Erwägungen heraus doch anders und argumentierte, dass die Trennung von Wohn- und Apothekensitz letztlich die Spekulation um verkäufliche Apotheken noch verschärfe. Aus diesem Grund hielt Annatò an der bisherigen Regelung fest und formulierte als Leitsatz:

»Der Apotheken-Vorstand muß in demselben Hause wohnen, in welchem sich die Apotheke befindet.«[27]

Bezüglich der Nachttaxe betonte Annatò wie Contzen die geringe finanzielle Bedeutung dieses Aufschlages, vertrat aber ansonsten hierzu eine konträre Meinung. Die Nachttaxe stünde nicht den Rechten und Pflichten der Apotheker entgegen, sondern sei als Schutzmaßnahme durchaus gerechtfertigt. Zur Durchführung schlug er vor, für alle ärztlichen Verordnungen, die zwischen 22 und 6 Uhr anzufertigen seien, einen Taxaufschlag in Höhe des einfachen Preises bis zu höchstens einer Mark zu erheben.[28]

Nachdem beide Referenten ihre wichtigsten Gedanken zu den allgemeinen Regelungen der Apothekenbetriebsordnung, zur Resi-

---

26 Charles Annatò war seit 1896 Besitzer einer Apotheke in Naumburg/Saale (Personalkonzession). Er stand sowohl dem Deutschen Apotheker-Verein als auch den 1902 konstituierten preußischen Apothekerkammern fachpolitisch fern. 1908 trat er als Mitbegründer des Verbandes der Besitzer unverkäuflicher Apotheken hervor; vgl. Schockmann [wie Anm. 4].
27 Tagungsvorlage (1901/1), 50.
28 Vgl. Tagungsvorlage (1901/1), 51.

denzpflicht und Nachttaxe vorgetragen hatten, trat der Apothekerrat in die Diskussion ein.[29] Zunächst erörterte man die Ausweitung der Betriebs- und Revisionsanweisungen auf tierärztliche Hausapotheken. Von Seiten der Apotheker wurde betont, es sei zweckmäßig und gerechtfertigt, die tierärztlichen Hausapotheken durch ordentliche Revisionskommissionen beaufsichtigen zu lassen. Obwohl die im Beirat vertretenen Beamten des Kultusministeriums einem diesbezüglichen Leitsatz des Apothekerrats nicht zustimmen wollten, erklärten sie sich trotzdem bereit, eine weniger verbindliche »Resolution« zu unterstützen. Diese wurde von Max Froelich verfasst und hatte folgenden Wortlaut:

> »Es liegt im Interesse aller betheiligten Kreise und der ordnungsmässigen Arzneiversorgung, daß alle Arzneiabgabestellen ohne Ausnahme den über Einrichtung und Betrieb der Apotheken erlassenen Vorschriften unterstellt werden. Die Thierärzte müssen bei der Inanspruchnahme des Rechtes zum Selbstdispensiren der in ihrer Praxis nothwendig werdenden Arzneien die gleichen Verpflichtungen übernehmen, wie die Aerzte und die Apotheker.«[30]

Anschließend wandte sich der Apothekerrat den einzelnen Bestimmungen der Apothekenbetriebsordnung zu. Man einigte sich mehrheitlich darauf, das Warenprüfungsbuch zu streichen[31] und das Rezeptkopierbuch nicht erneut in den preußischen Apotheken einzuführen. Dagegen sei das Elaborationsbuch beizubehalten und die Aufnahme der umstrittenen Kopiervorschrift in die Apothekenbetriebsordnung zu empfehlen. Abgelehnt wurde hingegen der Antrag zur Aufnahme des Sterilisationsapparats – im Gegensatz zur Tablettenpresse, die erstmals verpflichtend in den preußischen Apotheken eingeführt werden sollte. Keine Zustimmung fand ferner die Empfehlung Contzens, die Residenzpflicht der Apothekenbesitzer abzumildern.[32]

Mit einem gemischten Meinungsbild begann die Debatte zur Einführung der Nachttaxe. Der pharmazeutische Assessor Max Froelich und der Vortragende Rat der Medizinalabteilung, Moritz Pistor, waren sich in der Ablehnung der Nachttaxe einig. Trotz intensiver

---

29 Vgl. Tagungsprotokoll (1901).
30 Tagungsprotokoll (1901), 23.
31 Dieser Beschluss wurde mit der Mehrheit der pharmazeutischen Beiratsmitglieder gefasst, womit sich die Apotheker im Apothekerrat gegen die Fachbeamten durchgesetzt hatten.
32 Vgl. Tagungsprotokoll (1901), 23.

Diskussion, in deren Verlauf sich die Mehrzahl der Apotheker – im Gegensatz zu den Medizinalbeamten – für die Nachttaxe aussprach, konnte kein eindeutiges Abstimmungsergebnis erzielt werden. Nur aufgrund der doppelt zählenden Stimme des Vorsitzenden wurde die Nachttaxe abgelehnt[33].

Zum Abschluss wandte sich der Beirat der beabsichtigten Einführung von Vorschriften zur Sonntagsruhe in die preußische Apothekenbetriebsordnung zu.[34]

Die Referate zu dieser Frage wurden vom Landapothekenbesitzer Adolf Tychsen[35] und dem nicht-besitzenden Berliner Apotheker Ernst Engelbrecht[36] erstellt. Tychsen empfahl, allen Apotheken sollte an Sonn- und Feiertagen grundsätzlich die Schließung ab 12 Uhr mittags bei Dienstbereitschaft gestattet werden. Stadtapotheken sei darüber hinaus die vollständige Schließung bei Einführung eines Wechseldienstes zu ermöglichen. Auch den allein arbeitenden Apothekern gestand er an gesetzlichen Sonn- und Feiertagen die Schließung ihrer Apotheken von 12 Uhr bis höchstens 18 Uhr ohne Dienstbereitschaft zu, sofern

> »der oder die an dem Orte ansässigen Aerzte während [der Abwesenheit des Apothekers] gewillt und im Stande sind, in dringenden Fällen Arzneimittel und Gegenstände der Krankenpflege zu verabfolgen«.[37]

Einen restriktiveren Standpunkt vertrat hingegen der Korreferent Engelbrecht. Er wollte lediglich den allein arbeitenden Apothekern an Sonntagen und dem ersten Weihnachtstag für die Zeit von 14 bis 20 Uhr die fakultative Schließung ihrer Apotheken bei Dienstbereitschaft zugestehen.

In der Erörterung der Referate bestand insgesamt ein Konsens, für allein arbeitende (Land-)Apotheker Diensterleichterungen einzuführen. Auseinander gingen die Meinungen indessen bezüglich der Aufhebung der Dienstbereitschaft, zum Ausmaß der Diensterleichterungen und zur Einführung eines Wechseldienstes an Sonn- und Feiertagen für Stadtapotheken. Schließlich gelang es den Mitgliedern

33 Vgl. Tagungsprotokoll (1901), 23.
34 Vgl. Tagungsvorlage (1901/2).
35 Zur Biografie Adolf Tychsens, der in Döllnitz (Provinz Sachsen) eine Landapotheke besaß, siehe Schockmann [wie Anm. 4].
36 Zur Biografie Ernst Engelbrechts, der in einer Berliner Apotheke angestellt war, siehe Schockmann [wie Anm. 4].
37 Tagungsvorlage (1901/2), 7.

des Apothekerrats, sich mehrheitlich auf eine Empfehlung zu einigen, nach der es den ohne Hilfspersonal arbeitenden Apothekenbesitzern zu erlauben war, ihre Apotheke an Sonn- und Festtagen bei Dienstbereitschaft zu bestimmten Stunden zu schließen. Überdies sollte es an Orten mit mehreren Apotheken ermöglicht werden, einen Wechselbetrieb an Sonn- und Festtagen einzuführen.[38]

Nachdem dieser letzte Tagesordnungspunkt abgehandelt worden war, schloss der Apothekerrat die Beratungen zur Novellierung der Apothekenbetriebsordnung.

Die Apothekenbetriebsordnung vom 18. Februar 1902

Einen Monat nach der Tagung des Apothekerrats übergab der Leiter der Medizinalabteilung, Adolph Förster, dem Kultusminister von Studt das Gutachten des Beirats.[39] Während die Beschlüsse zur Residenzpflicht, Nachttaxe und Sonntagsruhe sowie die Resolution über die tierärztlichen Hausapotheken als sachgemäß und zur Umsetzung empfohlen wurden, sollten die allgemeinen Vorschläge zur Änderung der Betriebs- und Revisionsanweisung zunächst einer erneuten Prüfung in der Medizinalabteilung des Ministeriums unterzogen werden. Dabei ging man überraschend zügig vor. Bereits am 18. Februar 1902 erschien durch Verfügung des Kultusministers die neu gefasste Apothekenbetriebsordnung.[40]

Entgegen der Resolution des Beirats wurden die Vorschriften nicht auf tierärztliche Hausapotheken ausgeweitet. Dagegen war entsprechend des Beschlusses des Apothekerrats die Residenzpflicht beibehalten worden (§ 2). Vorgeschrieben wurde erstmals für jede Apotheke eine Vorrichtung zur Herstellung von Tabletten (§ 6). Während das erst 1893 eingeführte Warenprüfungsbuch wieder entfiel, blieb das Elaborationsbuch erhalten (§ 28). Damit sowie mit der Übernahme der Kopierverordnung (§ 31) war den mehrheitlichen Empfehlungen

---

38 Tagungsprotokoll (1901), 23f.
39 Schreiben vom 18.06.1901. In: GStA PK, I. HA Rep. 76 VIII A, Nr. 1859 (nicht foliiert).
40 Verfügung des Ministers der geistlichen, Unterrichts- und Medizinal-Angelegenheiten vom 18.02.1902. In: Ministerialblatt 2 (1902), 63–94. Zu den Veränderungen gegenüber der Verordnung von 1893 siehe N. N.: Die neue preussische Apothekenbetriebsordnung. In: Pharmaceutische Zeitung 47 (1902), 196.

des Beirats entsprochen worden. Die erstmalige Einführung einer eingeschränkten, fakultativen Sonntagsruhe (§ 40) in die preußische Apothekenbetriebsordnung folgte den Wünschen vieler Landapothekenbesitzer und angestellter Apotheker. Allein arbeitenden Apothekern konnte nunmehr das Verlassen der Apotheke »während bestimmter Stunden« genehmigt werden, »wenn Fürsorge getroffen ist, dass im Bedarfsfalle der Apotheker innerhalb einer Stunde zurückgerufen werden kann.« Indem die Diensterleichterungen für allein arbeitende Apotheker nicht auf Sonn- und Feiertage begrenzt blieben, sondern grundsätzlich auch auf Wochentage ausdehnbar waren, gingen die Vorschriften über das Gutachten des Apothekerrats hinaus. Außerdem konnte unter Genehmigungsvorbehalt in Orten mit zwei oder mehreren Apotheken an Sonn- und Feiertagen erstmalig ein freiwilliger Wechseldienst vereinbart werden. Zwar blieb auch mit diesen Regelungen prinzipiell die dauernde Dienstbereitschaft der Apotheken bestehen, doch gestand Preußen den Apothekern mit der Einführung der eingeschränkten, fakultativen Sonntagsruhe erstmals Diensterleichterungen zu und nahm damit im Deutschen Reich eine Vorreiterrolle ein.

Auch in die weiteren Vorschriften der insgesamt 85 Paragraphen umfassenden neuen Apothekenbetriebsordnung und Revisionsanweisung flossen nachweislich zahlreiche Empfehlungen des Apothekerrats ein. Das ablehnende Votum des Apothekerrats zur Nachttaxe führte dazu, dass es in Preußen auch weiterhin nicht zulässig war, einen Nachtzuschlag zu erheben. Dies widersprach allerdings klar den Wünschen weiter Teile der Berufsangehörigen.[41] Erst mit In-Kraft-Treten der Reichsarzneitaxe zum 1. April 1905[42] konnte bei einer Arzneimittelabgabe zwischen 22 und 6 Uhr ein Zuschlag von 50 Pfennig erhoben werden.

Bis zur Auflösung des Apothekerrats im Jahre 1921 sollte die Beratung in Grundsatzfragen der Apothekenbetriebsordnung ein wichtiges Aufgabengebiet des Beirats bleiben. Zu nennen ist das Gutachten des Apothekerrats zur Selbstherstellung galenischer Präparate aus dem Jahre 1906, ferner die Beratungen zur Frage der Zulassung

41 So votierte beispielsweise die Apothekerkammer Westfalen am 6.08.1902 mehrheitlich für die Einführung einer Nachttaxe; vgl. Apotheker-Zeitung 17 (1902), 551.
42 Bekanntmachung des Reichskanzlers betr. Einführung einer einheitlichen deutschen Arzneitaxe vom 23.02.1905; vgl. Gneist [wie Anm. 3], 357, Anm. 38.

von Hilfspersonal im Jahre 1908, die die Einführung eines Abschnitts ›Nichtpharmazeutisches Personal‹ in die Apothekenbetriebsordnung beinhaltete. Eine Anpassung der Apothekenbetriebsordnung stand auch bei der Beratung des Apothekerrats zum Arzneimittelbezug der Krankenhausapotheken im Jahre 1908 zur Diskussion. Die Einrichtung von so genannten Drogenschränken in Orten ohne Apotheke durch benachbarte Offizinen (1910) war ebenfalls nur unter Voraussetzung einer entsprechenden Änderung der Betriebsvorschriften durchführbar. Im Jahre 1919 schließlich holte das Ministerium ein zweites Gutachten des Beirats zur Frage der Sonntagsruhe der Apotheken ein.[43]

Resümee

Obwohl der 1896 geschaffene Apothekerrat nur Beratungsbefugnisse hatte, konnte er nachweislich Einfluss auf die Gestaltung der Apothekenbetriebsordnung von 1902 nehmen.

Auch wenn die Tagungen durch die Mitgliedschaft der Fachbeamten des Ministeriums unter Beteiligung der zu beratenden Behörde stattfanden, stellte der eingesetzte Apothekerrat eine institutionell geregelte Möglichkeit der preußischen Apothekerschaft zur Mitsprache in Fragen des Apothekenbetriebs dar.

Es soll nicht unerwähnt bleiben, dass die 1902 in Preußen eingeführte Apothekenbetriebsordnung vielen deutschen Bundesstaaten als Vorbild diente.[44] Im Laufe der Zeit erfuhr die Apothekenbetriebsordnung zwar zahlreiche Veränderungen[45], sie blieb jedoch, wie bereits eingangs erwähnt, in ihren Grundzügen in weiten Teilen Westdeutschlands bis zum In-Kraft-Treten der Bundesapothekenbetriebsordnung im Jahre 1969 gültig.

Um auf das Generalthema der Biennale ›Preußen und die Pharmazie‹ zurückzukommen, kann somit zugleich konstatiert werden, dass Preußen für die Entwicklung der Apothekengesetzgebung und speziell der Apothekenbetriebsordnungen in Deutschland eine prägende Rolle zukam.

43 Hierzu und zu den weiteren Tagungen des preußischen Apothekerrats siehe Schockmann [wie Anm. 4].
44 Vgl. O[tto] Rapmund / E[duard] Dietrich (Hrsgg.): Ärztliche Rechts- und Gesetzeskunde. 2 Bde. Leipzig 1913. S. 1261.
45 Vgl. Kahler [wie Anm. 2], 81f.

PERSONENREGISTER

Abe, Horst Rudolf 45
Aberger, Paul 75
Adlung, Alfred 52, 59, 81, 123
Albrecht, Herzog von Preußen 7, 9–20, 21
Albrecht, Markgraf von Brandenburg 23
Albrecht Friedrich, Herzog von Preußen 12, 19
Alcer, Gerhard 7, 85, 101, 103
Alpers, H. 43
Altenstein, v. 105
Anna Maria von Braunschweig-Lüneburg 12
Anna Sophia, Herzogin von Mecklenburg 12
Annatò, Charles 117f., 122, 125
Anselmino, Otto 116
Anselmino, Thomas 9, 11, 13, 17–20
Assion, Peter 13
Aurifaber, Andreas (Goldschmidt) 17, 19
Avicenna 59
Axt, Basilius 13

Bähr, Johannes 101
Bannow, Adolf 94, 97
Banville, John 11
Bartels, Karlheinz 38

Barth, Michael 20
Bauer, Frank 86
Bauer, Wolf 115f.
Baumann, Brigitte 12
Baumann, Helmut 12
Baumann-Schleihauf, Susanne 12
Baumgärtner, Hieronymus 13
Becker 46
Beguin, Jean 60
Bergemann 46
Bergmann, Günter 7, 53
Bergner, Karl Gustav 28, 31
Bering, Dietz 109
Bernhardi, Heinrich Adolph 77–79
Bernhardi, Johann Jacob 44
Bethmann-Hollweg, August von 108
Beurer, Johann Ambrosius 38, 40
Beyer, Karl-Heinz 7, 21, 23
Beyerlein, Berthold 44, 49
Bley, Ludwig Franz 80f.
Boerhaave, Hermann 66
Böhmer, Georg 83
Böttger, Hermann Julius 118, 120
Botticher, Otto 54
Brengebier, Barbara 14

131

Brengebier, Jobst 14
Brettschneider, Johannes 17
Brieskorn, Carl-Heinz 29f.
Briesmann, Johannes 13
Bugenhagen, Johannes 17
Bülow, Friedrich Wilhelm Frhr. von 86
Butenandt, Adolf 100

Caesar, Wolfgang 69
Camerarius, Johannes d. Ä. 17
Carion, Johann 12
Cerf, Rudolf 96
Christian III., König von Dänemark 11
Clerc, Reinhard 102
Cohn 109
Concentius 81
Contzen, Oskar 117, 122–126
Cordus, Valerius 19
Cosimo de' Medici I. 18
Cranach, Lucas d.Ä. 11, 13f.
Croll, Oswald 59f.
Czygan, Franz-Christian 33

Dach, Simon 20
Dankelmann, Christian Balthasar Frhr. von 56
Dann, Georg Edmund 40, 81
Dellé, Eberhard 96
Dieckmann, Hans 36, 42–45
Dietrich, Eduard 130
Dilg, Peter 26, 38
Dioskorides 57
Dohrn, Max 100
Dorothea, Herzogin von Preußen 11f.
Duflos, Adolf Ferdinad 51
Dulk, Friedrich Philipp 24, 27
Dürer, Albrecht 12

Eller, Johann Theodor 62
Elßholz, Johann 54
Emde, Hermann K. Ch. M. 27
Engel, Brita 94
Engel, Michael 61, 63, 94f.
Engelbrecht, Ernst 118, 122, 127
Exner, Alfred 38

Fichte, Johann Gottlieb 85
Fischer, Wolfram 101
Formey, Johann Ludwig 68
Förster, Adolph 117, 121, 128
Forstreuter, Kurt 70
Franck, Rudi 32
Francke, August Hermann 61
Friedrich, Christoph 7f., 26, 29, 35, 38, 40–42
Friedrich I., König in Preußen (Friedrich III., Kurfürst von Brandenburg) 38, 56, 59, 61
Friedrich II., König in Preußen 65, 88, 90
Friedrich II., König von Dänemark 18
Friedrich III., Kurfürst von Brandenburg *Siehe* Friedrich I., König in Preußen
Friedrich III., Kurfürst von Sachsen 14
Friedrich V., Markgraf von Brandenburg-Ansbach 9
Friedrich Wilhelm, Kurfürst von Brandenburg 20, 53–55, 57
Friedrich Wilhelm I., König in Preußen 35, 61f., 65
Friedrich Wilhelm II., König in Preußen 68
Friedrich Wilhelm III., König in Preußen 91
Froelich, Max 117, 122, 126

Fuchs, Leonhart 12
Fuchs, Paul Frhr. von 56

Galen 57
Gassten, Frau von 90
Gause, Fritz 70
Gelder, Hermann 105
Gersheim, Heinrich von 17
Gleditsch, Johann Gottlieb 41
Glesinger, Lavoslav 106
Gneist, Kurt von 117, 129
Göbel, Severinus 17, 19
Goebbels, Josef 88
Goldschmidt, Andreas *Siehe* Aurifaber
Göppert, Heinrich Robert 51
Gossmann, Heinz 39
Graebe, Carl 27
Graepel, Peter Hartwig 7, 69, 77f., 81
Gramberg, Brigitte 81
Graumann 90
Grundmann, Bernhard 83
Grünhagen, Konrad 73

Hagen, Karl Gottfried 23f., 27, 69f.
Hahn 96
Hartmann, Gustav 118
Haussherr, Hans 86
Hein, Wolfgang-Hagen 26, 29, 32, 38, 68
Helmstaedter, Gerhard 20
Herder, Johann Gottfried 21
Hermbstaedt, Sigismund Friedrich 40f., 46, 48, 68, 92
Hidmer 90
Hippokrates 57
Hoffmann, Friedrich d. J. 61, 63

Hofmann, August Wilhelm von 93f.
Holländer, Hans 100
Horn, Wilhelm 108
Hossauer 78

Jabs, Ferdinand 72, 83
Jabs, Karl Friedrich 72
Jüttner, Guido 38

Kahlbaum, August Wilhelm 93–96
Kahlbaum, Carl August Ferdinand 87–97, 100
Kahlbaum, Carl Ludewig 88
Kahlbaum, Georg 97
Kahlbaum, Johann Andreas 88
Kahlbaum, Johannes 95–98
Kahlbaum, Johann Friedrich Wilhelm 88
Kahlbaum, W. 87
Kahlbaum. Gustav Julius Ferdinand 88
Kahler, Waldemar 116f., 130
Kaiser, Wolfram 14
Kant, Immanuel 23f.
Karlsch, Rainer 101, 103
Kasimir IV., König von Polen 9
Killy, Walther 121
Kintzel, Birger 26, 28
Kirchner, Martin 117
Kirrinnis, Herbert 70, 74, 83
Kisch, Bruno 105
Klabund 72
Klapper, Johanna 8
Klaproth, Martin Heinrich 40, 48, 68
Klein, Karl Friedrich 76–79
Klinger, Heinrich 27
Knoblauch, Frau von 90

Köbler, Gerhard 9
Kopernikus, Nikolaus 11
Kowalewski 78
Kraemer, Gustav 94, 97
Krebs, Karl-Günther 31f.
Kühn, Jochen 65
Kusch, Eduard Benjamin 78

Lampe, Johannes Caspar 87
Landau, Charlotte 112
Langer, Herbert 42
Lanz, Almut 63
Lauks, Hildegard 83
Lauterbach, Irene 49, 51
Lavoisier, Antoine Laurent 40f., 65
Lehmann, Franz 27
Lehmann, Herbert 36, 38, 40–42
Leibnitz, Gottfried Wilhelm 61
Leimkugel, Frank 8, 105
Liebig, Justus von 94
Limpricht, Heinrich 51
Link, Heinrich Friedrich 46, 49
Linné, Carl von 66f.
Löhlein, Elias Christian Friedrich 46, 48
Lossen, Wilhelm 27
Lücke, Monika 14
Ludolff, Michael Matthias 41
Ludovici 59
Luft, Hans 17
Luther, Martin 11, 13f., 17, 21

Magenbuch, Johannes 13
Magnus, Heinrich Gustav 49
Mannich, Carl 29
Margalitha, Gotthilf 105
Materna, Ingo 85
Matthes, Hermann 23f., 26f.

Maximilian I., Kaiser 11
Meding, Juliane von 69
Meinecke, Ulla 116
Melanchthon, Philipp 13, 17, 21
Mellin, Christoph Jakob 67
Mentzel, Christian 54, 56
Mentzel, Johann 56
Merz, Kurt Walter 26, 27, 29, 31f.
Mesue 59
Midelforth, H. C. Erik 12
Mithobius, Burkhart 13
Mitscherlich, Eilhard 49, 94
Mohr, Gerhard 14
Möller, Johann Friedrich 43
Montanus, Jacob 18f.
Montanus, Johannes 20
Mothes, Kurt 29f., 34
Mühsam, Charlotte 112
Mühsam, Erich 111
Mühsam, Paul 111
Mühsam, Siegfried Seligmann 110–112
Müllen, Gahrliep van der 56
Müller, Joseph 106
Müller-Jahncke, Wolf-Dieter 7–9
Mylius, Christian Otto 55
Mynsicht, Adrian von 59

Napoleon 85f.
Nerée, Donata von 69
Neumann, Angelo 96
Neumann, Caspar 38, 40, 52, 62
Neumann-Redlin von Meding, Eberhard 69
Neustadt, Karl 108
Nicolai, Friedrich 90
Nicolaus 59

Öhlenbach, Melanie 8
Olberg, Friedrich Wilhelm Eduard J. v. 87
Osiander, Andreas 11, 17

Pagel, Georg 113f.
Pagel, Julius 56, 113
Panckow, Thomas 54
Pantzer, Caspar d. Ä. 19
Panzer, Caspar d. J. 19
Paracelsus 57, 59f.
Partheil, Alfred 27
Parthier, Benno 29f.
Paulus, Julian 8
Peiser, Erich 112f.
Pistor, Moritz 117, 119, 122, 126
Pistorius, Johann Heinrich Leberecht 92
Placotomus, Johannes
  Siehe Brettschneider
Poeckern, Hans-Joachim 14
Pollich von Mellerstadt, Martin 14
Pollich von Mellerstadt, Valentin 14
Pommerening, Tanja 8
Pott, Johann Heinrich 40f.
Preuss, Friedrich Rolf 31
Priesner, Rudolf 48

Quercetanus, Josephus 59

Rapmund, Otto 130
Rauschning, Dietrich 69
Razes 59
Reisinger, Reiner 12
Ribbe, Wolfgang 85
Richarz, Monika 107
Riedel, Emilie 72
Ripp, Edgar 88

Röder, Frau von 90
Römer, Oliver 8
Rose, Heinrich 46, 48f.
Rose, Valentin d. J. 68
Rosenbaum, Hans-Dieter 26
Rothfuß, Stefan 66
Rupp, Erwin 26f.
Rust, Johann Nepomuk 48f.

Sabinus, Georg 21
Sander, Oliver 54f.
Sandtrock 43
Schacht, Karl 118
Scheele, Carl Wilhelm 65
Scheffler 78
Schelenz, Hermann 108f., 119
Schenk 39, 78
Schenkendorf, Eugen von 75
Schenkendorf, Max von 75
Schering, Ernst 99
Schierhorn, Daniela 8
Schilling, F. 48
Schlenke, Manfred 53, 65
Schmeißer 99
Schmidtmann, Adolf 117
Schmitz, Rudolf 51, 69
Schneider, Wolfgang 61, 66
Schockmann, Ansgar 8, 115, 118, 122, 125, 127, 130
Schoeller, Walter 100
Schorn, Gert 31
Schubarth, Ernst Ludwig 49
Schultze 46
Schümann, Christoph 7, 40f., 83
Schütte, Horst-Robert 29
Schwanert, Hugo 51
Schwarz, Gunar-Werner 45
Schwarz, Holm-Dietmar 26, 29, 32, 38, 70

Seidlein, Hans-Joachim 26, 42
Selle, Götz von 21, 23, 28
Severinus, Petrus 18
Seybold, R. 36
Shackelford, Jole 18
Silbergleit, Hermann 112
Sophia, Markgräfin von Brandenburg-Ansbach 9
Spener, Maximilian 56
Spener, Philipp Jakob 61
Spirgatis, Hermann 27
Staberoh 46
Stahl, Georg Ernst 35f., 40f., 61–65
Stenger, Moses 105
Stoius, Heinrich 18
Stoius, Matthias 17f.
Strehle, Jutta 14
Strohecker, R. 32
Strube, Irene 35
Studt, Konrad von 121
Stüler, August 33
Stürzbecher, Manfred 7, 36, 40, 42, 48, 54
Sylvius, Jacobus 59

Tamm, Clement 20
Telle, Joachim 13
Thomasius, Christian 61
Tietz, Rosine Dorothea 93
Trommsdorff, Hermann 49, 51
Trommsdorff, Johann Bartholomäus 44f., 49
Trunz, Hansheinrich 78, 83
Tychsen, Adolf 118, 122, 127

Urban, Ernst 116, 118

Urdang, Georg 52, 59, 81, 123

Valentin, Hans 24, 70, 75, 81
Vierhaus, Rudolf 121
Völker, Arina 14

Wächter, Hermann Otto Johann 81, 83
Wächter, Johann 7, 69–83
Wagner, Richard 95–97
Wandt, Heinrich 91f.
Wartenberg, Fritz 113
Wartenberg, Wilhelm 112f.
Weigel, Christian Ehrenfried von 42
Weingarten, Joe 115f.
Weise, Martinus d.Ä. 54
Weise, Martinus d.J. 54
Werther, August F. G. 27
Wied, Hermann von, Kurfürst von Köln 9
Wietschoreck, Herbert 59f.
Wilde, Laurentius 13
Willdenow, Carl Ludwig 41
Willich, Martin 56
Witte, Major von 96
Woesner, Regine 92
Wolff, Max 118

Zabel, Maria Elisabeth 88
Zedlitz, Karl Abraham Frhr. von 90
Zelter, Carl Friedrich 90
Zimmermann, Alfons 120
Zimmermann, Walther 105
Zorn, Bartholomaeus 56
Zwelfer, Johann 64

ANSCHRIFTEN DER AUTOREN

Prof. Dr. Gerhard Alcer
Kleinschewskystr. 6
12555 Berlin

Günter Bergmann
Wallgau-Apotheke
Mittenwalder Str. 22
82499 Wallgau

Prof. Dr. Karl-Heinz Beyer
Waldsängerpfad 10 d
14129 Berlin-Schlachtensee

Dr. Peter Hartwig Graepel
Gießener Str. 15
35075 Gladenbach

Prof. Dr. Christoph Friedrich
Institut für Geschichte der Pharmazie
Roter Graben 10
35032 Marburg

Prof. Dr. Wolf-Dieter Müller-Jahncke
Privilegierte Apotheke
Lindenstr. 11
57548 Kirchen/Sieg

PD Dr. Frank Leimkugel
Pasteurstr. 2
45470 Mülheim a. d. Ruhr

Dr. Ansgar Schockmann
Leipziger Str. 47/1702
10117 Berlin